Friedrich

Die Heilung der B

rationelle

unikum

Friedrich Robert Nitzsche

Die Heilung der Brustbeschwerden durch rationelle Zimmergymnastik

---

ISBN/EAN: 9783845744834

Erscheinungsjahr: 2012

Erscheinungsort: Bremen, Deutschland

www.unikum-verlag.de | office@unikum-verlag.de

Friedrich Robert Nitzsche

Die Heilung der Brustbeschwerden durch rationelle Zimmergymnastik

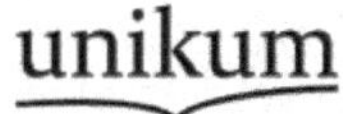

Die Heilung der

Brust-Beschwerden

durch

rationelle Zimmer-Gymnastik,

oder

populäre Darstellung und Beschreibung derjenigen

heilgymnastischen Bewegungen,

welche bei **Krankheiten** des **Respirations-** und **Circulationsapparates**, insbesondere bei **Engbrüstigkeit** — **flacher** und **schwacher Brust** — bei **Brustbeklemmungen**, **Herzbeengungen**, **Brustverschleimung**, **Bronchialkatarrh**, **Asthma**, **beginnender Lungentuberculose** etc. ausgezeichnete Dienste leisten.

Nach vieljährigen praktischen Erfahrungen zur Selbstbelehrung bearbeitet

von

Friedrich Robert Nitzsche,
Director einer gymnastisch-orthopädischen Heilanstalt zu Dresden.

Zweite Auflage.

Mit 12 Tafeln nach der Natur aufgenommener Abbildungen.

Dresden. Schrag'sche Verlags-Anstalt.

Vorwort.

Stärkung sämmtlicher Organe, insbesondere aber der geschwächten durch eine jedem speciellen Falle genau angepasste Bethätigung des Muskelsystems, ist das bewährte Grundprincip der Heilgymnastik!

Da nun bei den Functionen der Lungen und des Herzens ebenfalls Muskeln das wesentliche Element fortgesetzter Thätigkeit ausmachen, so sind auch die unter der Bezeichnung „Brustbeschwerden" allgemein bekannten Krankheitszustände umsomehr der heilgymnastischen Behandlung zugänglich, als ein grosser Theil derselben wohlerwiesen nur die Folgen von vernachlässigter Bethätigung dieser Organe im Besonderen und des Muskelsystems im Allgemeinen sind.

Kommt nun dazu, dass eine Anzahl jener Krankheiten der Lungen und des Herzens in andern Organen, in schlechter Blutbildung und Blutmischung, in Stockungen der Leber etc. ihren Ausgangspunkt finden, so dürfte wohl kein besseres Mittel zur Beseitigung dieser Ursachen aufzufinden sein, als eben die Heilgymnastik.

Hierbei haben wir uns selbstverständlich zu verwahren gegen die Meinung, dass eine jede Krankheit der Lungen und des Herzens ohne Ausnahme mittels Heilgymnastik zu beseitigen sei, wiewohl wir — die scharfe Abgrenzung andern Kräften überüberlassend — mit Freuden hinzufügen können, dass selbst die Heilung der beginnenden Lungentuberculose oder Schwindsucht mittels Heilgymnastik durch Thatsachen hinreichend erwiesen ist, und ebenso eine Menge anderer Brustleiden, insbesondere Athmungsbeschwerden, Brustbeklemmungen, Bronchialcatarrh, Brustverschleimung, Herzbeengungen und damit zusammenhängende vielfache Leiden fortwährend mit dem besten Erfolge heilgymnastisch behandelt werden.

Durch eine populäre und auf langjährige Praxis gegründete Darstellung dieses so wichtigen Heilverfahrens, zur Selbstanwendung in der eigenen Behausung und ohne viele kostspielige Apparate, wollen wir nun Linderung und Heilung den unendlich vielen Brustleidenden bringen, denen es nicht vergönnt ist, eine heilgymnastische Anstalt besuchen zu können. Die guten Erfolge werden sich bald zeigen, und es wünscht dazu das beste Glück

der Verfasser.

Von demselben Verfasser sind bereits erschienen und durch alle Buchhandlungen zu beziehen:

Leibesübungen, ein alleiniges Heilmittel vieler langwierigen Krankheiten. Berlin. E. H. Schroeder.

Die gymnastische Heilmethode, mit Thatsachen belegt etc. Dresden. Carl Hoeckner.

Beiträge zur Therapie der Rückgratsverkrümmungen, insbesondere der *Scaliasis myopathisa* und *habitualis*. Dresden. Carl Hoeckner.

Die duplicirten Widerstands-Bewegungen und deren planmässige Anwendung im Turnunterricht, ein Leitfaden für Lehrer und Erzieher beiderlei Geschlechts, sowie zur militärischen Vorbildung. Dresden. H. Klemm's Verlag.

Die Heilung der Unterleibsbeschwerden durch ärztliche Zimmergymnastik. Dresden. **H. Klemm's Verlag.**

Allgemeine Betrachtungen,

Darlegungen, Gebrauchsanweisungen

und Regeln

beim Gebrauch der Heilgymnastik überhaupt.

Geneigter Leser!

Sie haben Sich vorgenommen in die Arme der Natur zurückzukehren, Ihrem Körper Das zu bieten, was er neben der Nahrung zu seiner wahren Erstarkung und Kräftigung bedarf, und wünschen nun Anleitung darüber zu haben, welche Bewegungen bei verschiedenen Krankheitszuständen als die passendsten in Anwendung gebracht werden können, welche Regeln dabei zu beobachten und welche Vorrichtungen dazu nöthig sind, sowie Aufschluss darüber, wie es überhaupt möglich sei, durch einfache Bewegungen einen heilenden Einfluss auf unsern Organismus auszuüben und somit Krankheiten zu beseitigen.

Gestatten Sie mir bei Beantwortung Ihrer Fragen in umgekehrter Reihenfolge zu verfahren, Ihnen selbst aber ein freudiges „Glück auf" zuzurufen; denn gar bald werden Ihnen die Segnungen Ihres Entschlusses zu Theil werden, und damit Sie sichern Schrittes Ihr Vorhaben in Ausführung zu bringen, den Winken der Natur aus Ueberzeugung zu folgen und das rechte Maass und Ziel zu treffen vermögen, diene Ihnen Folgendes.

Ueberall in der Welt, wo nur das menschliche Auge hinzublicken und der menschliche Geist hinzuforschen vermag, ist Leben und Bewegung. Und die Bewegung am Firmament, die Bewegung des unermesslichen Ganzen ist gleichsam nur der ungeheuere Spiegel von Dem, was in dem kleinsten Geschöpf und wiederum in dem kleinsten Theile desselben vorgeht und vorgehen muss, wenn es auf Leben Anspruch zu machen berechtigt sein will; denn wo keine Bewegung, da ist auch kein Leben, und nur Bewegung im Leben erhält das Leben.

Darum schlägt das Herz unaufhaltsam fort, darum wallt das Blut unaufhörlich in den vorgeschriebenen Wegen, darum führen die Lungen und die Verdauungsorgane unausgesetzt dem Körper neue Stoffe zu, während andere Organe verbrauchte Stoffe ausscheiden, denn eine Secunde Stillstand würde den ganzen Organismus zerstören. Die Bewegung in und um uns giebt uns aber den hohen Fingerzeig, dass der Mensch nicht geschaffen sei zu Faulheit und Trägheit, sondern dass er geschaffen ist zu rühriger Thätigkeit, zu rüstigem Wirken und Schaffen in geistiger und leiblicher Hinsicht.

Dieses Wirken und Schaffen nach Aussen kann aber ohne Leben in uns selbst nicht gedacht werden; all' unser Thun hängt vom Wohlsein des betreffenden Individuum ab und wird sich stets nach Maass und Grösse des Wohlseins desselben richten. Es ist daher eine Hauptaufgabe des Menschen, sein inneres Leben oder den Inbegriff sämmtlicher Functionen seines Organismus zu unterstützen und zu fördern.

Welche Mittel haben wir nun hierzu? Das menschliche Leben gleicht einem kaufmännischen Geschäft. Es besteht in einem fortwährenden Aufnehmen und Abgeben, einem beständigen Umsatz der Stoffe. Wie nun aber jedes kaufmännische Geschäft stockt und zuletzt zu Grunde geht, wenn der Umsatz der Waaren langsam erfolgt, oder wohl gar die Anhäufung von Waare den Absatz überschreitet: so ist auch für unsern Körper ein beständiger Umsatz der Stoffe nothwendig, sollen nicht Stockungen in der Lebensthätigkeit, also Krankheit, oder gar gänzlicher Stillstand, der Tod eintreten. Wie dagegen jedes kaufmännische Geschäft um so blühender ist, je besser der Umsatz der Waare vor sich geht, so wird auch der Mensch um so wohler sich befinden und um so besser sein inneres Leben nach Aussen zu bethätigen vermögen, je lebhafter der Stoffwechsel in ihm stattfindet und stattfinden kann.

Im Leben aber tauschen Ursache und Wirkung immerfort ihre Rollen. Wenn daher der Kaufmann seine Hände nicht in den

Schoos legen darf, sondern von früh bis spät thätig sein muss, um seine Waare an den Mann zu bringen, so kann auch der Mensch nur durch wiederholte Anregung und fortgesetzte Bethätigung der Functionen seines Organismus das kunstvolle Triebwerk in stetem und geregeltem Schwunge erhalten, denn dies allein macht ja, dass die Organe nicht versiegen, und trägt so wesentlich zu ihrer Stärkung, Ausbildung und Erhaltung bei.

Um uns die Möglichkeit einer fortgesetzten Anregung sämmtlicher Functionen zu verschaffen, stellte der allweise Schöpfer einzelne Organe unter die Herrschaft unseres Willens, und gab uns so ein wesentliches Mittel an die Hand, in die gesammte Lebensthätigkeit einzugreifen; denn da diese Organe — die motorischen Nerven und die willkürlichen Muskeln — mit allen übrigen Organen, mit dem Herzen, den Lungen, den Verdauungs- und Absonderungsorganen etc. nicht nur in der innigsten Verbindung, sondern auch in steter Wechselwirkung stehen, so dass diese von jenen und jene wiederum von diesen bedingt und bethätigt werden: so ist uns durch die unter unserm Willen stehenden Organe das natürliche Mittel an die Hand gegeben, die gesammte Lebensthätigkeit nicht nur in fortgesetztem Umschwunge zu erhalten, sondern dieselbe auch je nachdem zu erhöhen oder herabzustimmen, kurz: zu reguliren.

Diese unumstössliche Thatsache ist nun der Grundpfeiler der

gymnastischen- oder **Bewegungsheilmethode.**

Von der Wahrheit ausgehend, dass die dem menschlichen Organismus inwohnende Naturkraft allein es ist, welche in ihm entstandene Störungen oder Krankheiten zu beseitigen vermag, dass alle Kunst und Wissenschaft nur dazu beitragen kann, die Natur hierbei zu unterstützen, und dass kein Mittel sämmtliche Functionen unseres Organismus auf so naturgemässe Weise so zur selbstständigen Thätigkeit anzuregen vermag, als die erhöhte Bethätigung der unter unserm Willen stehenden Organe, benutzt die Bewegungsheilmethode oder Heilgymnastik, zur Beseitigung von Störungen in der Lebensthätigkeit, einfach dieses ihm von der Natur gebotene Mittel, regt durch diese Organe alle übrigen Organe zu erhöhter Lebensthätigkeit an, und bringt so ohne Hinzuthun und Mithülfe fremder Agentien, ohne künstlichen Reiz, ohne Entziehung der dem Menschen so nothwendigen Nahrungsstoffe etc. die eigentliche **Naturheilung**, und somit gründliche Beseitigung des Uebels und vollständige Heilung der Krankheit zuwege.

Die Thätigkeit der unserm Willen unterworfenen Organe äussert sich, ausser in dem der geistigen Sphäre des Menschen angehörigen Denkvermögen, insbesondere in der Contractionskraft der Muskeln, welche als willkürliche Bewegung in die Erscheinung tritt. Und so trifft es sich, dass, wie Alles im Leben Mittel und Zweck zugleich ist, Bewegung d. i. willkürliche Erregung der Gehirn- und Muskelthätigkeit, das natürliche Mittel ist, um Bewegung d. h. erhöhte Lebensthätigkeit sowohl in den unter unserm Willen stehenden Organen, als auch in allen übrigen Organen zu erzeugen und zu erhalten.

Sie fragen nun, lieber Leser, nach dem nähern Zusammenhange, und wie es möglich sei, durch Bewegungen einen so tief eingreifenden Einfluss auf die gesammte Lebensthätigkeit auszuüben? Zur Beantwortung diene Ihnen folgende nähere Betrachtung.

Jede Bewegung wird durch die **Muskeln** hervorgerufen. Es sind diess Bündel von Fleischfasern, welche die lebendige Fähigkeit haben, sich zusammenzuziehen, zu contrahiren, und so bezüglich des Knochengerüstes oder an einzelnen Theilen desselben, an die sie sich mittels Sehnen ansetzen, Orts- und Lagen-Veränderungen hervorzurufen.

Den Impuls hierzu erhalten die Muskeln durch die **Nerven**, welche dem Mittelpunkte des Lebens, dem Gehirn, entspringen, und gleich den Metalldrähten einer Batterie den Willensimpuls von diesem auf die Muskeln übertragen. Werden nun die Muskeln durch unsern Willen öfterer in Thätigkeit versetzt, so werden dieselben zunächst in dem Vermögen, sich zusammen zu ziehen und die verschiedenen Bewegungen hervorzurufen, gestärkt, und so zu ihrer vollständigen Entwickelung und Ausbildung gebracht werden.

Während die wenig oder gar nicht in Thätigkeit versetzten Muskeln gleichsam eingehen, ihr Contractionsvermögen verlieren, und dieser Zustand unter der Erscheinung von Muskelschwäche oder Lähmung auftritt; während bei solchen Personen, die sich nur wenig bewegen, die Muskeln schlaff und verlängert erscheinen, das Muskelgewebe aufgelockert und fadenscheinig ist, die zu dem Bewegungsapparat gehörigen und mit den willkürlichen Muskeln in innigster Verbindung stehenden Knochen aber ihre Festigkeit und ihren Halt, die Sehnen ihre Spannkraft verlieren, und die Nerven nur schwach und unvollkommen die Muskeln zu ihrer Thätigkeit anzuregen vermögen, so dass die Haltung und der Gang eines solchen Menschen unsicher und schlottrich wird, der Mensch selbst fahl und welk erscheint und in die Reihe Derjenigen tritt, die nur durch Schnürleiber und Bandagen wie ein baufälliges Haus durch Stützen und Anker sich aufrecht erhalten müssen und in sich kraftlos zusammen sinken, sobald sie die äussern Reifen ablegen; während solche muskelschwache Menschen tölpisch und linkisch sind, kaum ihre eigenen Glieder, vielweniger wenn dieselben mit Gegenständen beschwert sind, zu bewegen vermögen, und sofort ermatten, sobald das Leben nur einigermaassen eine aufeinander folgende, oder nach verschiedenen Richtungen hingehende Bethätigung der Muskeln von ihnen fordert, — erlangen bei Denjenigen, welche die Muskeln und mit ihnen den gesammten Bewegungsapparat wiederholt und nach allen Seiten hin in Thätigkeit setzen, sämmtliche Muskeln, Sehnen, Knochen und Nerven ihre vollständige Ausbildung.

Die Muskeln werden in ihrer Structur derber, und gehen nicht nur in ihren Bestandtheilen, sondern auch unter sich selbst sowie mit den Knochen und Sehnen eine innigere Verbindung ein; sie werden, wie man sich im gewöhnlichen Leben auszudrücken pflegt, durch die Uebung geschickter, kräftiger und dem Willen unterthäniger, sie vermögen nicht nur nach und nach grössere Lasten, welche die in Bewegung zu setzenden Körpertheile beschweren, mitzubewegen, sondern sie werden auch mehr und mehr in den Stand gesetzt, die auszuführenden Bewegungen in bestimmten Zeiträumen und nach bestimmten Rythmen auszuführen, sowie sie auch, da durch wiederholte Thätigkeit derselben das Blut nach ihnen gezogen wird, zu einer bessern Ernährung und zu grösserem Wachsthum veranlasst, sich schärfer ausprägen und durch die Bildung neuer Muskelbündel voluminöser werden.

Die Knochen sind dann härter und fester, die Ansätze, welche zur Befestigung der Muskeln dienen, treten stärker hervor, so dass man auf den ersten Blick das Skelett eines Muskelstarken von dem eines Muskelschwachen unterscheiden kann. Die Sehnen sind geschmeidiger, füg- und biegsamer, die Gelenke werden von festern Bändern zusammengehalten, so dass Derjenige, der sich fleissig in Muskelübungen ergeht, schon in seiner äussern Erscheinung, durch seinen festen und sichern Gang, durch seine freie und edle Haltung, durch die Abrundung in allen Bewegungen, sich vortheilhaft vor dem Muskelschwachen auszeichnet; denn nur durch allseitige Bethätigung des Bewegungsapparates bildet sich jenes Ebenmaass der Glieder, jene abgerundete Kraftfülle, jene Geschmeidigkeit in allen Formen, welche unserm Schönheitsgefühl so ganz entspricht, und welche heut zu Tage leider fast nur in den Schaubuden der Kunstreiter und Seiltänzer, sowie in den Standbildern unserer Vorältern wiederzufinden ist, die allerdings unsern Gestalten gegenüber als Phantasie-Gebilde erscheinen.

An den erwähnten Vortheilen, welche einer allseitigen Bethätigung der Muskeln entspringen, nehmen aber auch die Nerven, welche den Muskeln den eigentlichen Impuls zu ihrer Thätigkeit geben, wesentlichen Antheil.

Da bei jeder Bewegung die Nerven ebenfalls in Thätigkeit versetzt werden, so nehmen dieselben gleich den Muskeln, Sehnen und Knochen nicht nur in ihrer substanziellen Ausbildung zu, sondern sie gelangen auch zu einer grössern Gediegenheit und

Ausdauer ihres Wirkens, so dass sie bei wiederholter Anstrengung nicht sofort erlahmen oder geringen äussern Einflüssen unterliegen.

Während muskelschwache Personen, wie wir solche insbesondere in unsern höhern gesellschaftlichen Kreisen antreffen, bei jeder Bewegung ermatten, und jede Temperaturveränderung, jeden Luftzug unangenehm empfinden, und nur allzu häufig von der zur Tagesordnung gewordenen Nervenschwäche, von Rheumatismen und Catarrhen geplagt werden, während unsere bewegungsarmen, daher muskelschwachen Salon-Damen schon durch das unerwartete Oeffnen einer Thür, durch jedes unvorhergesehene Geräusch in Schreck, Angst und Zittern versetzt werden, und durch geringfügige Ereignisse in die grösste Aufregung gerathen: sind alle diese Plagen und krankhaften Erscheinungen solchen Personen, die sich fleissig in Körperübungen ergehen, ganz unbekannte Dinge, denn hierdurch erlangt das Nervensystem jene Kraft und Festigkeit, jene Ausdauer, welche unter der Erscheinung einer „guten Constitution", einer festen, gesunden Natur sich kundgiebt, und welche leider der Mehrzahl der gegenwärtigen Generation abgeht.

Die Muskeln, Sehnen und Knochen haben aber nicht nur den Zweck, die verschiedenen Bewegungen zu vermitteln und zu Tage treten zu lassen, sondern sie geben auch dem ganzen Menschen durch Bildung des Gerüstes die Gestalt, und dienen dazu, durch Bildung von Höhlen den innern und edleren Organen Schutz und Sicherheit zu gewähren.

Es ist daher auch aus diesem Grunde unendlich viel daran gelegen, dass diese Organe zu ihrer vollen, räumlichen Ausbildung gelangen. Geschieht diess nicht, so entstehen die mannichfachsten Missverhältnisse, welche zwar zunächst als Verunstaltungen, wie enges Becken, Engbrüstigkeit, Rückgratsverkrümmungen, Contracturen etc. dem Auge sichtbar werden, in ihren Folgen aber die allergrössten Nachtheile hervorrufen müssen.

Denn bedenkt man, dass das Herz, die Lungen, die Verdauungsorgane mit der Leber etc. von solchen, von Knochen, Muskeln und Sehnen gebildeten Hüllen umgeben sind, so ist leicht einzusehen, dass diese Organe umsoweniger sich in ihrer vollen Thätigkeit entfalten können, als sie hieran durch die äussere Hülle behindert sind, und ihnen zu ihrer freien Entwickelung das Grundbedingniss alles Lebens, der nöthige Raum fehlt.

Es entstehen daher jene Krankheiten der Lungen und des Herzens, namentlich die Schwindsucht der Ersteren, welche schon Millionen in der Blüthe ihrer Jahre dahin raffte; es bildet sich jenes Heer der Unterleibskrankheiten, welche so vielen Tausenden das Leben verbittern, so wie als fernere Folge hiervon — wegen zurückgebliebener Entwickelung der das Becken bildenden Knochen und Muskeln — insbesondere auch die immer allgemeiner werdenden schweren Entbindungen der Frauen anzusehen sind.

Alle diese Zustände wirken aber auf die deprimirendste Weise auf den Gesammtorganismus zurück. Abgesehen davon, dass schon so manche Frau in der schönsten Stunde ihres Lebens dem Tode zum Raube wurde, abgesehen davon, dass wegen beschränkter Bildungsstätte auch das zukünftige Geschlecht in seiner physischen Entwickelung zurückgehen muss, wird der Gesammtorganismus in der Zeit, wo die Natur ihren Tribut vom Weibe fordert, zu übermässigen, ja grenzenlosen Anstrengungen veranlasst, welche nothwendiger Weise eine monate- ja oft lebenslange Schwäche, Entkräftung und Hinfälligkeit nach sich zieht, während die durch die äussere Hülle eingeschränkte Thätigkeit der Lungen, des Herzens und der Verdauungsorgane in noch ganz anderer und augenfälligerer Weise das Fortbestehen derselben untergraben.

Die Verdauungsorgane sind die Organe der Blutbildung und Säftebereitung, die Lungen und das Herz die Organe der Blutverbesserung und Blutvertheilung. Sind nun aber diese Organe in ihrer Thätigkeit beeinträchtigt, so wird sich diess nicht nur in der Quantität, sondern auch in der Qualität des Blutes bemerklich machen. Es wird als nothwendige Folge Blutmangel eintreten, oder doch ein schlechtes, untaugliches Blut gebildet werden.

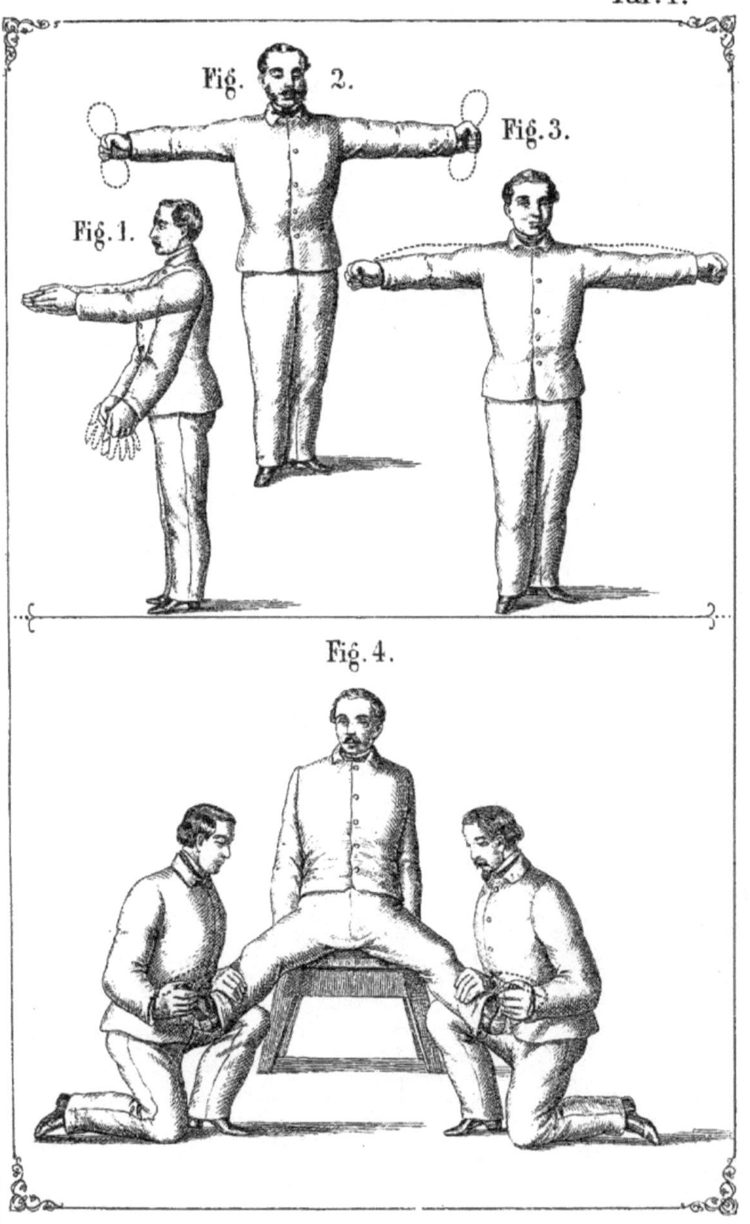
Fig. 2.
Fig. 3.
Fig. 1.
Fig. 4.

Beide Leiden, welche unter dem Namen der Bleichsucht und Blutarmuth hinlänglich bekannt sind, sind daher unzertrennliche Genossen und unausbleibliche Folgen einer vernachlässigten Bethätigung der Bewegungsorgane. Finden nun aber sämmtliche Organe wiederum nur im Blute die zu ihrer Thätigkeit und Restauration nöthigen Bestandtheile, so ist leicht einzusehen, dass diese, wegen nicht hinreichenden und dabei untauglichen Ersatzes der verbrauchten Stoffe, nur zu bald ihrem unvermeidlichen Untergange unter den Erscheinungen allgemeiner Abmagerung, Ab- und Auszehrung entgegengehen.

Gegen alle diese Leiden giebt es nur ein universales und gründliches Heilmittel, es ist die angestrengte Muskelthätigkeit, also Bewegung; denn nur hierdurch wird es möglich, die, die edlen Organe umgebenden Knochen, Sehnen und Muskeln zu ihrer vollen und räumlichen Ausbildung gelangen zu lassen, die Brust- und Beckenhöhle zu erweitern, so dass die in ihnen liegenden Organe sich frei in jeder Beziehung entfalten können.

Nur hierdurch wird es möglich, den Frauen die Vortheile der Spartanerinnen und der Mütter des Landes, eine rasche Entbindung, zu verschaffen und dieselben vor dem Verblühen schon nach dem ersten Kindesbette zu bewahren, während andererseits eben nur die systematische Bethätigung der Bewegungsorgane es ist, welche unsere Jugend vor Verkrüppelung, vor Verkrümmungen, Contracturen und Verunstaltungen aller Art zu schützen vermag; denn durch sie allein wird es möglich, den durch die verschiedenen Handirungen des gewöhnlichen Lebens so leicht gestörten Antagonismus, d. i. das gegenseitige Gleichgewicht der Muskeln aufrecht zu erhalten, oder wo dasselbe gestört ist, wiederum herzustellen, und uns so vor architektonischen Formfehlern, welche uns allemal in den Augen unserer Mitmenschen zurücksetzen, zu bewahren.

Die Nachtheile, welche eine mangelhafte Bethätigung der Bewegungsorgane zu bringen vermag, erstrecken sich jedoch nicht nur auf die mangelhafte Ausbildung derselben und auf die mechanische Beeinträchtigung innerer Organe, sondern es lassen sich dieselben auch indirect in noch ganz anderer Weise nachweisen und verfolgen.

Die Organe, welche die willkürlichen Bewegungen vermitteln und deren Thätigkeit mittels der Nerven unserm Willen unterworfen ist, also die Knochen, Sehnen und Muskeln, machen den bei Weitem grössten Bestandtheil der Leibessubstanz aus; sie werden daher auch zu ihrer Thätigkeit und zu ihrer Erhaltung und Restauration die meisten Stoffe consumiren.

Wenn nun eine sonst gute Verdauung auch bei sitzender Lebensweise eine Menge von Bildungsstoff zu bereiten vermag und das Blut vorzugsweise nach den Theilen gezogen wird, in welchen Stoffe verbraucht und mithin neue Stoffe gebraucht werden, so wird bei geringer Bethätigung der Bewegungsorgane nicht nur ein Ueberschuss von Blut im Körper entstehen, sondern es wird sich dasselbe auch folgerecht in denjenigen Organen anhäufen, welche von den nicht unter directem Einfluss unseres Willens stehenden Nerven und Muskeln in fortwährender Thätigkeit erhalten werden. Hierher gehört wiederum das Herz, die Lungen, der Magen mit dem Darmcanal, die Leber mit der Galle, so wie nicht weniger die absondernden Geschlechtsorgane.

Eine Blutüberfüllung dieser Organe muss aber einen ebenso nachtheiligen Einfluss auf den Gesammtorganismus ausüben, wie der vorhin erwähnte Blutmangel. Zunächst entsteht, da die Absonderungsorgane wegen Ueberfüllung von Blut dasselbe nicht von allen auszuscheidenden Bestandtheilen zu reinigen vermögen, ebenfalls ein schlechtes untaugliches Blut, welches sich zwar an der unreinen, schmutzig-grauen, mit Finnen und Flecken bedeckten Haut zu erkennen giebt, in seinen Einflüssen auf den Gesammtorganismus aber die nachtheiligsten Folgen bringen muss.

Die Temperatur der Bewegungsorgane, insbesondere die der Extremitäten — der Hände und Füsse — sinkt, da das Blut hier nur wenig zu einer regen Circulation veranlasst wird, mehr und mehr herab. Die Sinne, insbesondere das Gesicht, werden in Folge des durch fortgesetzte Thätigkeit derselben herbeigeführten Blutandranges verdunkelt, während andererseits die inneren Organe wegen zu starken Blutandranges zu fieberhafter Thätigkeit angeregt werden.

Eine nothwendige Folge hiervon ist in den Geschlechtsorganen ein vermehrter, fast unnatürlicher Geschlechtstrieb, wodurch der Mensch nur zu schnell seinem Ruine entgegengeführt wird, in den übrigen Organen aber Blutstockungen aller Art, insbesondere die heut zu Tage gäng und gäbe gewordenen, und fast überall aufzufindenden Hämorrhoiden, Tuberkeln und chronischen Catarrhe.

Ohne uns hier auf weitere Erörterungen einzulassen sei nur erwähnt, dass alle diese Krankheitszustände sämmtlich auf anormale Blutüberfüllung der Organe des bildenden Lebens, herbeigeführt durch zu geringe Thätigkeit der Organe des bewegenden Lebens sich zurückführen lassen; denn diese Geisseln der Menschheit, welche gleichsam der Civilisation beigegeben sind, waren unseren Voraltern, welche viel körperliche Bewegung hatten, ganz unbekannte Dinge, während man von dem gegenwärtigen Geschlecht zu sagen pflegt, dass ihm nicht nur die Hämorrhoiden aus dem Mastdarm in die Lungen und in die Leber, sondern, dass ihm auch die Tuberkeln aus den Lungen in das Gehirn und in die Milz, und der Catarrh aus den Luftwegen in den Magen und in den Darmcanal gefahren sei, was doch nichts anderes sagen will, als dass diese Krankheitszustände sich in immer allgemeinerer Verbreitung kund geben.

Die einfache Blutüberfüllung innerer Organe muss nothwendiger Weise alle jene Krankheitserscheinungen, welche man mit jenen fremden Namen zu bezeichnen pflegt, herbeiführen. Zunächst wird eine Blutüberfüllung schon an und für sich die Organe beeinträchtigen, und so als Hämorrhoidalbeschwerden Erweiterungen, Jucken, Brennen und Drücken in und am Mastdarme, Beklemmungen und Blutungen in den Lungen, Anschwellung der

Leber, Appetitlosigkeit im Magen herbeiführen; sodann werden aber auch, da die äussere Haut — wegen zu geringer Blutströmung nach und in ihr — sich zu wenig an der Ausscheidung zu betheiligen vermag, die Schleimhäute, um das Blut zu reinigen, einen Theil der jener zugehörigen Functionen übernehmen müssen, und hierdurch überreizt zu übermässiger Schleimabsonderung in den Lungen, dem Magen und Darmcanal etc. unter der Erscheinung eines Catarrhs Veranlassung geben, so wie andererseits in den überfüllten Lymphgefässen und drüsigen Organen Stockungen, Anschwellungen und Verhärtungen sich bilden müssen.

Zuletzt wird aber auch, da durch das Blut unreine Stoffe in die edlen Organe gebracht werden, die Natur dafür Sorge tragen, dieselben durch Einpackung so unschädlich als möglich zu machen. Es bilden sich Knoten, Tuberkeln, in den Organen, welche der Mensch zwar oft jahrelang mit sich herum trägt, welche aber endlich in sich selbst zerfliessend und vereiternd nach und nach das ganze Organ vernichten, wenn nicht, wie es ja häufig bei Personen vorkommt, die eine unthätige Lebensweise führen und daher mehr Stoffe aufnehmen als consumiren, plötzlich durch das Springen eines Blutgefässes und wegen Blutergusses nach den edelsten Theilen, der unvermeidliche Tod unter der Erscheinung eines Herz-, Lungen- oder Gehirnschlages eintritt.

Gegen alle diese Uebel vermag nun eben nur ein Mittel uns zu schützen, es ist diess die systematische und allseitige Bethätigung der Bewegungsorgane. Alle diese Uebel vermag, dafern es nicht schon zu spät ist, oder gar organische Fehler die Ursache hierzu abgeben, nur ein Mittel gründlich zu heilen, es ist diess bei angemessener Diät die Bewegung und wieder Bewegung, denn nur durch sie wird es möglich, das Blut nach Aussen zu ziehen, dadurch zunächst die inneren Organe von einer Blutüberfüllung zu befreien, die Haut aber zu erhöhter Lebensthätigkeit anzufachen, und die Reinigung des Blutes durch Ausscheidung von Schweiss hervorzurufen, der Haut aber selbst jenes frische, gesunde Colorit, jene hellrothe Farbe zu geben, welche zwar von der vornehmen Welt, um ihre eigene bleiche, wächserne, krankhafte Hautfarbe zu beschönigen, als unschön bezeichnet wird, um welche wir aber den Landmann beneiden sollten.

Nur durch geeignete Bewegungen wird also die Blutcirculation angeregt und die Absonderung der Galle in der Leber, des Urins in den Nieren etc. beschleunigt; nur hierdurch wird das Blut in die Capillargefässe hineingetrieben und der im Eingange erwähnte Mischungs- und Stoffwechsel — die Grundbedingung aller Lebensthätigkeit — befördert; nur hierdurch wird es möglich, uns vor den vielfachen, aus Blutstockungen und der sogenannten Vollblütigkeit entstehenden Krankheiten zu bewahren, und dieselben, wo solche vorhanden sind, zu beseitigen; nur hierdurch werden die Stoffe in grösseren Mengen verbraucht und dadurch jener natürliche Appetit, jener kostbare Hunger erzeugt, über dessen Befriedigung man nicht im Unklaren sein kann, und welcher den Genuss der Speisen mit einem so feinen Arom, mit einer so lebensfrischen Empfindung würzt, dass alle Künsteleien der feinen Kochkunst auch nicht den allerentferntesten Vergleich damit aushalten, und es daher nicht Wunder nehmen kann, wenn der reiche Faulenzer den zum Frühstück sich anschickenden Holzhauer und Tagelöhner glücklich schätzt, und ihn ob des Hochgenusses, den ihm das Essen gewährt, so sehr beneidet.

Wenn der Appetit nach angestrengter Thätigkeit sich gelegentlich wohl einmal etwas übernimmt, so hat diess unendlich weniger zu sagen, als bei sitzender Lebensweise, weil im erstern Falle der Ueberfluss an Blut doch gar bald durch die Bethätigung der Bewegungsorgane verbraucht wird, wogegen der körperlich Müssige nach einem reichlichem Mahle in seiner Vollblütigkeit zu ersticken fürchten muss, und von Aufblähung im Unterleibe, Wüstheit im Kopfe etc. unsäglich zu leiden hat.

Der grosse Einfluss, den die Bethätigung der willkürlichen Bewegungsorgane auf die inneren Organe ausübt, erhellt aber auch aus ihrem innigen Zusammenhange und ihrer innigen Verwandtschaft; denn in beiden machen die Muskeln das bewegende

Element aus, und beide erhalten den Impuls zu ihrer Thätigkeit vom Gehirn aus durch die Nerven.

Dieser innige Zusammenhang tritt auch bei jeder willkürlichen Bewegung sofort zu Tage und äussert sich in den Lungen durch beschleunigtes Athmen, in dem Herzen durch vermehrten Pulsschlag, in den Verdauungsorganen durch verstärkten Appetit, in den Nieren durch vermehrte Absonderung von Urin etc. Es ist uns daher durch die Bewegungsorgane ein wesentliches Mittel an die Hand gegeben, diejenigen Organe, welche nicht unter dem directen Einflusse unseres Willens stehen, in erhöhte Thätigkeit zu versetzen, und hierdurch dieselben in ihren Functionen zu stärken.

Am Auffallendsten giebt sich diess an der Verdauung zu erkennen. Zu einer guten Verdauung gehört nicht nur die vollständige Assimilation der Speisen im Magen, sondern auch die Fortbewegung des dadurch bereiteten Speisebreies durch den Darmcanal, in welchem derselbe mit der Galle und dem pankreatischen Safte vermischt, einem chemischen Prozesse unterworfen wird.

Da nun der Darmcanal den Körper an Länge etwa 5—6 mal übertrifft, so ist leicht einzusehen, dass es zur Fortbewegung auf diesem langen Wege einer sehr thätigen Kraft bedarf. Diese wird aber ebenfalls durch in den Darmcanal eingewebte Muskeln bewirkt, deren sogenannte peristaltische Bewegung sich bei lebend geöffneten Thieren sehr leicht erkennen lässt.

Wenn nun aber diese Muskelfasern des Darmcanals erschlaffen und den Speisebrei nicht mit hinreichender Schnelligkeit weiter treiben können, so häuft sich der Ueberrest derselben zumal am Ende des Darmes an, und es entstehen die eben so lästigen als nachtheiligen Leibesverstopfungen, in welchen ein Heer von Krankheiten seinen Ursprung findet.

Hier ist wiederum die angestrengte Bethätigung des gesammten Bewegungsapparates das einzige Mittel, den Darmcanal in erhöhte Thätigkeit zu versetzen, umsomehr, als die Bauchdecke mit der Darmmuskularis in innigster Verbindung steht, jede Bewegung schon an und für sich die Eingeweide erschüttert, und so das

Uebel der Leibesverstopfung, welches zuletzt dem stärksten Abführmittel widersteht, im Grunde beseitigt; denn solchen Personen, denen anhaltende Muskelthätigkeit obliegt, ist jene Leibesverstopfung erwiesenermaassen eine ganz unbekannte Plage.

Ein Gleiches gilt aber auch noch von dem Herzen und den Lungen. Da die Muskeln bei jeder Bewegung sich zusammenziehen, kürzer und härter werden, so treiben sie hierdurch die in ihnen sich befindlichen Säfte, namentlich das Blut heraus. Beim Nachlassen der Anstrengung wird diess aber ein verstärktes Hineinströmen des Blutes, und somit eine günstige Rückwirkung auf den gesammten Blutumlauf und die Thätigkeit des Herzens und der Lungen haben.

Kommt jedoch eine solche Anregung der Blutcirculation, welche allein durch Muskelthätigkeit zu Stande gebracht werden kann, wenig oder gar nicht vor, so ist der Forttrieb des Blutes allein dem Herzen überlassen. Dasselbe reibt sich entweder in fieberhafter Thätigkeit auf, was insbesondere zu enormer Vergrösserung desselben Veranlassung giebt, oder es muss unter dem Einflusse zahlloser Conflicte in seiner Thätigkeit ermatten, und es müssen dadurch nicht nur verschiedene Herzkrankheiten erzeugt, sondern auch die Blutcirculation, das Grundbedingniss der Blutmischung, immer träger werden.

Die Lungen werden aber durch geringe Blutcirculation ebenfalls nur in geringe Thätigkeit versetzt; dieselben arbeiten gleichsam, da das Blut nur matt nach ihnen und in ihnen strömt, mit halber Kraft; sie werden nicht veranlasst sich gehörig aufzublähen und der sauerstoffreichen Luft in allen Theilen Zutritt zu geben, wovon die nächste Folge nicht nur die Erschlaffung der in die Luftwege eingewebten Muskelfasern, sondern auch die Erlahmung der den Brustkasten hebenden Muskeln ist.

Die Luftbläschen der Lungen verlieren daher ihre Elasticität, das Blut selbst wird nicht mit dem nöthigen Sauerstoff erfüllt und von dem auszuscheidenden Kohlenstoff befreit. Hierdurch entstehen aber nicht nur schlimme Lungenkrankheiten, Athemnoth, Bluthusten, Lungenentzündungen und die Lungenschwindsucht, sondern das Blut nimmt auch, in seinem Läuterungsprozess gehindert, einen vorwaltend venösen und anämischen Charakter an, welches einestheils zu krankhafter Fettbildung Veranlassung giebt, allemal aber nur gar zu bald das Fortbestehen sämmtlicher Organe untergräbt, während wir in der angestrengten Muskelthätigkeit ein Hauptmittel besitzen, uns vor allen diesen Leiden zu schützen, und dafern solche schon vorhanden, dieselben zu beseitigen.

Noch hätten wir eines Organes, des **Gehirnes**, zu gedenken, und den Einfluss geregelter Bewegungen auf dasselbe zu erörtern.

Da, wie schon erwähnt, die Nerven diesem Organe entspringen, so kann eine öftere und wiederholte Bethätigung der Ersteren, wie es bei jeder Bewegung der Fall ist, ohne günstige Rückwirkung auf das Gehirn nicht ausbleiben. Das Gehirn wird durch die von ihm ausgehende Bethätigung der Bewegungsorgane selbst auch erregt und bethätigt, wovon die nächste Folge nicht nur eine bessere Ernährung der Gehirnsubstanz, und zwar mit gutem und reinem Blute sein wird, sondern es wird hierdurch auch eine grössere Gediegenheit bezüglich der ihm zustehenden Functionen in allen Organen erlangen.

Durch die, durch willkürliche Bewegung hervorgerufene, erhöhte Thätigkeit aller Organe bekommt das Gehirn gleichsam alle Fäden, mittels deren es den künstlichen Bewegungs- und Lebensapparat zu dirigiren und zu leiten hat, in die Hände, und erlangt somit nicht nur eine grössere Gediegenheit und Ausdauer für die körperlichen Thätigkeiten, sowie für die fortgesetzte Thätigkeit aller innern Organe, sondern auch für die geistige Sphäre, welche sich insbesondere im Gefühl und in der Denkkraft kund giebt.

Denn da mit jeder willkürlichen Bewegung durch die Nerven eine Fortleitung der Nervenkraft aus dem Gehirn stattfindet, beruhigt diese Ableitung dasselbe auf eine eigenthümliche und angenehme Weise. Der Mensch fühlt sich daher nach angestrengter Muskelthätigkeit frei und erleichtert, das Gehirn wird gleichsam

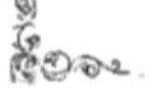

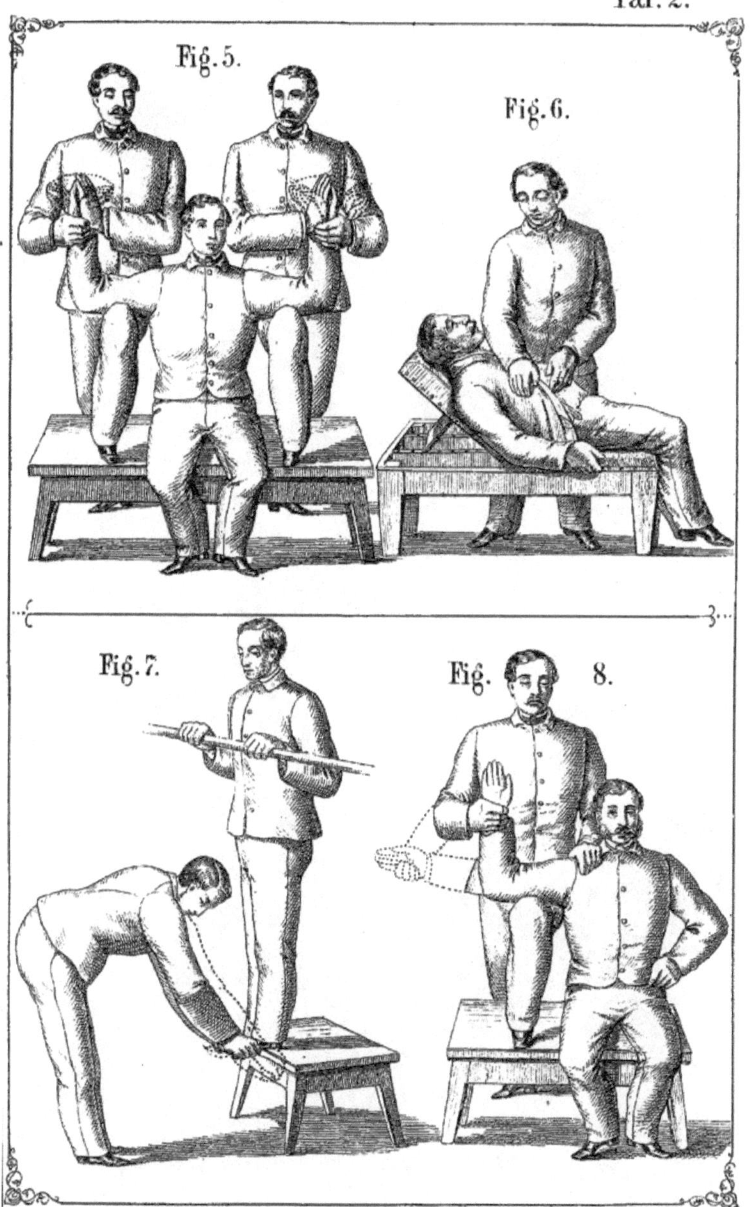
Fig. 5.
Fig. 6.
Fig. 7.
Fig. 8.

entlastet, denn das Nervenfluidum ist von ihm weg und nach Aussen abgeleitet, und durchströmt unter dem Gefühle des Wohlbehagens den ganzen Körper.

Alle die trüben Bilder, welche das Leben oft mit sich führt, und welche nur gar zu gern im Gehirn sich anhäufen und die Denkkraft des Menschen bedrücken, entweichen so, und lösen sich in einem ruhigen und erquickenden Schlafe auf, der wohl den neu erwachenden Morgen für Den, der viel Bewegung hat, zuweilen etwas zu früh, doch immer neu belebt, gestärkt und gekräftigt wieder erscheinen lässt, während das Leben eines unthätigen und muskelschwachen Menschen sich gleichsam in seinem unruhigen, von Traumbildern gestörten Schlafe wiederspiegelt, der körperlich Müssige aber sich nur schwer dem Schlafe, der ihn mehr ermattete als stärkte, zu entreissen vermag.

Wie mit der Ableitung des Nervenfluidums vom Gehirn durch angestrengte Thätigkeit des Bewegungsapparates, so ist es auch mit der Ableitung des Blutes von demselben der Fall. Bedenkt man, dass die mit geistiger Arbeit Beschäftigten schon an und für sich hierdurch von körperlichen Uebungen, und somit von Ableitung des Blutes nach den willkürlichen Bewegungsorganen abgehalten werden, andererseits aber durch das Denken viel Blut im Gehirn verbraucht und hierdurch nach demselben gezogen wird, so ist leicht einzusehen, wie bald bei geringer Muskelthätigkeit eine Blutüberfüllung im Gehirn statthaben kann.

Eine solche, obendrein noch mit schlechtem, ungeläuterten Blute, muss aber den allergefährlichsten Einfluss nicht nur auf das Gehirn selbst, sondern auch auf den Gesammtorganismus hervorrufen. Abgesehen von Eingenommenheit des Kopfes und beschwerter Denkkraft, erscheinen hier die vielleicht schon als Reflexe der Blutüberfüllung im Unterleibe aufgetretenen bösen Dämonen der Hypochondrie, welche gleichsam das ungeläuterte, unreine Blut in den zarten Gehirnorganen in den grässlichsten Bildern wiederspiegelt.

Der Hypochonder wird gleichsam durch den Druck des

Blutes und durch das angehäufte Nervenfluidum im Gehirn zu einer fortwährenden Beschäftigung mit seinem physischen Menschen und dem eigenen Ich gezwungen; das stauende Blut und die überreizten Nerven kündigen ihm nicht nur alle die, möglicher Weise aus diesen abnormen Zuständen entspringenden Krankheiten an, sondern lassen ihm dieselben auch schon in allen Organen in der vollsten Ausbildung erblicken.

Von einem Gegenstande zum andern schweifend, jagt hier ein Gedanke den andern unklar an seiner Seele vorüber, so dass er bald kraftvoll, bald schwach, bald gesund, bald krank zu sein glaubt, und sich im immerwährenden Kampfe zwischen Lebenshoffnung und Todesfurcht rastlos abquält, so dass er mit sich selbst zerfallend, einen Anhalt nach dem andern und endlich auch das Selbstbewusstsein verlierend, in wirkliche Gehirn- und Geisteskrankheiten verfällt, wenn derselbe es nicht vorzieht, wie es ja in unseren Tagen so gern und so häufig geschieht, seinen, weil unausgebildet gebliebenen, darum ihm lästig gewordenen Körper in einem unbewachten Augenblicke absichtlich und mit Vorsatz zu vernichten.

Allen diesen, einer vernachlässigten Körper- und Muskelübung entspringenden Nachtheilen und schlimmen Folgen beugt eine methodische und allseitige Bethätigung der Bewegungsorgane auf die entschiedenste und sicherste Weise vor. Während das Gehirn und mit ihm das Lebensbewusstsein eines unthätigen und daher muskelschwachen Menschen gleichsam Tag und Nacht umnebelt bleibt, gelangt Derjenige, der sich fleissig in Körperübungen ergeht, mit der Herrschaft über die unter seinem Willen stehenden Organe auch zu einer gewissen Herrschaft über sich selbst, zu einer gewissen geistigen Ruhe, welche ihn in den Stand setzt, seinen Körper nicht nur während der Bewegungen, sondern auch während seiner Handlungen als etwas Fremdes zu betrachten und zu beurtheilen.

Durch die öftere Willensbethätigung des Gehirns werden alle Bewegungsorgane nicht nur ihm untergebene Diener, sondern er wird sich auch deren Kraft und Unterwürfigkeit bewusst, und dieses Bewusstsein ist es, welches den Menschen vom Feiglinge zum Manne erhebt; dieses Bewusstsein ist es, welches die gymnasticirenden Griechen zu allem Schönen und Edlen begeisterte; dieses Bewusstsein ist es, welches uns nicht vor Gefahren zurückschrecken lässt, sondern uns die Geistesgegenwart verleiht, mit welcher wir im Augenblicke die Gefahr überschauen, und stets mit Ueberlegung zu thun und zu handeln vermögen; dieses Bewusstsein ist es, welches uns zu der wahren und ächten Herrschaft über uns selbst gelangen lässt, die sich in einem offenen, biedern und festen Charakter ausspricht, welche uns zu jenem Selbstbewusstsein verhilft, dem der Muth und mit ihm alle Energie und Thatkraft entspringt und dem jenes Lebensgefühl entkeimt, welches dem Menschen im Vollgefühl seines Wohlseins und seiner Kraft alle Sorgen und Unannehmlichkeiten, die das Leben mit sich führt, nicht ängstlich bekritteln lässt, welches uns zu jedem Unternehmen, und legte uns dasselbe auch noch so viele Beschwerden und Lasten auf, fähig macht, welches uns zu jener Opferfreudigkeit für unsere Mitmenschen verhilft, die uns zwar zuweilen unser eigenes Ich vergessen, uns das Leben selbst aber lieb gewinnen lässt, und es zu einem hohen und theuren Gute macht.

Ueberblicken wir, lieber Freund und Leser, noch einmal im Geiste die eben erörterten Einflüsse einer geregelten Muskelthätigkeit auf das regelmässige Vonstattengehen sämmtlicher Functionen unseres Organismus, überschauen wir die Nachtheile, die eine vernachlässigte Bethätigung des Muskelsystems nach sich zieht, bedenken wir, dass durch die Lebensweise unserer Tage, durch die Civilisation des Menschengeschlechts, durch die Ansprüche an die geistige Ausbildung, durch die verschiedenen Berufsarten etc. das Naturleben unserer Voraltern und mit ihm die freie Körperübung in den Hintergrund gedrängt, ja in vieler Beziehung zur Unmöglichkeit geworden, dass wegen mangelnder Körperbewegung die physische Ausbildung des Menschengeschlechts von Generation zu Generation mehr und mehr zurückgehen musste, und dass jene zur Tagesordnung gewordene Schwäche und Hinfälligkeit, jenes Siechthum, jene Unzahl *früher ganz unbekannter Krankheiten* wohlnachweisslich nur die unausbleiblichen Folgen einer durch die Zeit herbeigeführten vernachlässigten Bethätigung der willkürlichen Bewegungsorgane sind: so gelangen wir zu dem untrüglichen Resultate — und wahrlich nur Bosheit und Missgunst können Dem widersprechen — dass wir eben *in der systematischen und methodischen Bethätigung der Bewegungsorgane*, wie eine solche eben die **Heilgymnastik** in Anwendung bringt, das natürliche und wesentliche Mittel besitzen, um uns nicht allein vor allen jenen einer vernachlässigten Muskelbethätigung entspringenden Nachtheilen zu schützen, sondern denselben, wo solche bereits vorhanden, auch wirksam zu begegnen, sowie anderweite Stockungen und Störungen in der Lebensthätigkeit zu beseitigen und somit Krankheiten zu heilen.

Alle andern Heilmittel, welchen Namen sie auch immer führen mögen, sind daher doch immer nur als palliative und künstliche zu bezeichnen; denn wenn arzneiliche Stoffe, *Abführmittel* etc. wohl auch schlechte und naturwidrige Stoffe aus einzelnen Theilen des Körpers zu entfernen vermögen, wenn künstliche Reizmittel, *Moxen* etc., wohl auch einzelne Organe zu erhöhter Thätigkeit anregen können, wenn durch Aderlässe etc. wohl auch eine Befreiung von Blutüberfüllung in einzelnen *Theilen* des Körpers zu Stande gebracht werden kann: so thun doch alle diese Mittel der ursprünglichen und natürlichen Kraft der Organe immer einigen *Abbruch*, indem sie dieselben *schwächen* und oft viel *schlimmere* Krankheiten *herbeiführen*, als sie momentan zu beseitigen vermochten, so sind doch alle diese Mittel als *gewaltsame Eingriffe* in die *Natur* zu bezeichnen, welche die ursprüngliche Lebenskraft endlich untergraben, so dass es dem Organismus unmöglich wird, je wieder in allen seinen Functionen zur vollständigen Norm zu gelangen.

Wie ganz anders verhält es sich dagegen mit der **Heilgymnastik**, welche die leidenden Organe durch ihre eigene Energie zur selbstständigen Thätigkeit anzuregen und zur Norm zurückzuführen, und den Organen gerade Das, was ihnen zur Beseitigung von Stockungen vor Allem nothwendig ist, nämlich die natürliche Anregung, Stärkung und Kräftigung zu bieten vermag, und welche ihre Aufgabe insofern vollständig erfüllt, als sie eine radicale, d. h. nachhaltige und wirkliche Heilung anregt, einleitet und zu Stande bringt.

Die Natur weist uns ja auch so sichtlich auf dieses Heilverfahren hin! Sind wir verstimmt und missmuthig, so zieht es uns hinaus, hinaus in die frische Luft, hinaus in Gottes freie Natur, und neu gestärkt und belebt kehren wir nach einer Bewegung, einem Spaziergange durch Feld und Flur zu unserer Arbeit zurück; das Kind sehnt sich hinaus in den Garten, in den Hof oder in die zunächst gelegene grössere Stube, um sich daselbst zu tummeln und zu bewegen; der Schläfer, der längere Zeit in ein und derselben Lage verweilte, muss sich beim Erwachen recken und dehnen; der stillsitzende Denker wird, oft ohne sich dessen bewusst zu sein, durch die Natur veranlasst, von seinem Stuhle aufzustehen und sich durch Auf- und Abgehen im Zimmer Bewegung zu verschaffen; das angeschlossene Hausthier verkümmert oder erstickt in seinem Fett; der zur Unthätigkeit Verdammte verwelkt und versiecht, gleichwie selbst das Wasser verdirbt und fault, sobald man ihm die Bewegung raubt, und warum ist das Wandern eine Lust, das Tanzen ein Vergnügen?

Ja was ist ein Fieberzustand Anderes, als eine wohlthätig durch die Natur erzeugte, erhöhte Erregung und Thätigkeit der Organe, wodurch der Blutkreislauf und die Herzthätigkeit befördert, das Blut in die Absonderungsorgane hineingetrieben, und so die Ausscheidung von Schweiss durch die Haut, des Urins durch die Nieren etc. begünstigt und beschleunigt, und so der Krankheitsstoff beseitigt wird!

Giebt uns ferner nicht die Natur bei solchen Krankheitszuständen, in welchen die Organe den Krankheitsstoff nicht auszuscheiden vermögen, wie es bei chronischen Krankheiten der Fall ist, mit starkem Arme den Fingerzeig, ihrem Beispiele in gesunden Tagen zu folgen, und durch Erregung und Bethätigung der Organe diese selbst in erhöhte Thätigkeit zu versetzen, und so gleichsam einen dem Fieberzustande ganz ähnlichen Zustand zu erzeugen? Und ich frage: Giebt es wohl hierzu ein geeigneteres, natürlicheres Mittel, als Bethätigung der willkürlichen Bewegungsorgane? Antwort: Nein und tausendmal nein!

Diess erkannten auch schon ältere Aerzte, und wenn Tissot sagt: „Die Bewegung kann oft an die Stelle der Arzneien gesetzt werden, alle nur möglichen Arzneien hingegen vermögen nie die Stelle der Bewegungen zu vertreten“; wenn Fuller, nachdem er die Einwirkungen willkürlicher Bewegungen auf unsern Organismus erörtert, ausruft: „Welche Verehrung, welche ausgezeichnete Hochachtung würde die Menschheit einem innern Heilmittel zollen, durch welches jene wunderbaren Wirkungen zu erzielen wären“! — so kann man wohl hieraus entnehmen, auf welch' falschem Wege in unsern Tagen von so Vielen Heilung und Kräftigung gesucht wird; so hat man wohl Veranlassung, jene zärtliche Mutter zu bedauern, welche in ihr schwaches und entnervtes Kind ein Tränkchen nach dem andern füllt, anstatt das wahre Lebenselixir „Bewegung“ in Anwendung zu bringen, oder ihm dieselbe wenigstens nach eigenem Antriebe zu gewähren; so kann man wohl mit Recht dem Arzte und jenem Kranken, der da sein Heil in der Apotheke sucht, die Worte des Dichters zurufen:

„Willst du ewig weiter schweifen, sieh' das Gute liegt so nah“! —

Nun, verehrter Freund und Leser! ich hoffe durch Gesagtes das gymnastische Heilverfahren in aller Kürze begründet, Sie von der heilkräftigen Wirkung dieser naturgemässen und einfachen Kurmethode überzeugt zu haben und gehe nun über zur näheren Betrachtung der

Mittel, deren sich die Heilgymnastik bedient.

Während sich die Allöopathie und Homöopathie insbesondere pharmaceutischer Mittel bedienen, während in der Hydrotherapie und bei Bade- und Trinkeuren das Wasser in verschiedenster Weise seine Anwendung findet, sind es in der Kinesitherapie oder Heilgymnastik eben Bewegungen, welche das Heilagens abgeben, und welche, je nach Art des vorliegenden Leidens, in den mannichfachsten Formen in Anwendung gebracht werden.

Wie bekannt, hat man von jeher in verschiedenen Krankheitszuständen viel Bewegung, als: Spazierengehen, Reiten, Bergesteigen, Gartenarbeit, Holzmachen etc. anempfohlen. Alle diese Bewegungen haben gewiss auch einen grossen Werth als diätetisches Mittel zur Erhaltung der gesunden und normalen Functionen, sie sind gewiss auch sehr schätzenswerth beim Gebrauche anderer Heilmittel, z. B. bei Trink- und Badecuren, ja sie können vielleicht auch öfters ausreichen, beginnende Störungen und solche leichteren Grades zu heilen; allein sie sind unzureichend in solchen Fällen, wo es sich um Heilung eingewurzelter Störungen handelt, wo es darauf ankommt, bestimmte Organe zu erhöhter Thätigkeit anzuregen, wo es der Krankheitszustand erheischt, das Blut von bestimmten Theilen ab- und nach bestimmten Theilen hinzuleiten, wo es ferner nothwendig wird, ganz specielle Muskelgruppen zu stärken etc.

Dass aber solche Krankheitsfälle trotz jener gemeinhin üblichen Bewegungen, selbst wenn sie bis zum Excess getrieben werden, doch fortbestehen können, dass z. E. das Holzmachen bei Brustkranken, das Reiten bei Hämorrhoidariern etc. mehr Schaden als Nutzen bringen kann: diese Erfahrung zu machen haben wir ja täglich Gelegenheit.

Solche Uebel bedürfen einer systematischen, den vorliegenden pathologischen Verhältnissen entsprechend angeordneten Bethätigung des Bewegungsapparates, d. h. einer methodischen Behandlung mittels Bewegungen, oder mit anderen Worten, der Heilgymnastik.

Um diess zu vermögen und unter jedem Verhältniss wirksam eingreifen zu können, bedient sich die Heilgymnastik verschiedener Bewegungsformen, und unterscheidet insbesondere zwei Hauptgruppen, und zwar einmal solche Bewegungen, bei denen der Wille des Patienten betheiligt ist: **gewollte** oder **willkürliche**; sodann aber solche, bei denen der Wille des Patienten **nicht** betheiligt ist: **nicht gewollte, unwillkürliche Bewegungen.**

Die **willkürlichen** Bewegungen können jedoch wiederum zweierlei Art sein, und zwar solche Bewegungen, welche selbstständig durch Willensimpuls vom Patienten erzeugt werden: **„active Bewegungen“** — oder auch solche, welche neben dem Willensimpuls des Patienten noch durch eine zweite **Bewegungsursache** bedingt werden: **„duplicirte Bewegungen“**; dagegen zerfallen die unwillkürlichen Bewegungen ebenfalls in zwei Unterarten, und zwar in solche Bewegungen, bei denen die bezüglichen **Muskeln** des Patienten in Contraction versetzt werden: **„halbpassive“**, und in solche, bei denen **gar keine Muskelcontractionen** stattfinden: **„ganz passive.“**

Zum besseren Verständniss diene Folgendes:

Die **activen Bewegungen** sind die gewöhnlichen Bewegungen unseres Körpers, wie wir sie beim Gehen, Laufen,

Springen, bei jeder Arbeit und Thätigkeit durch unseren Willen und unsere Muskeln hervorbringen. Es sind dies diejenigen Bewegungen, welche Jeder stets und überall ausführen kann, und welche insbesondere bei dem Turnen Gesunder in Anwendung gezogen werden.

Wenn ich also selbstständig meinen Arm hebe, meinen Oberkörper drehe, meine Kniee beuge, oder meine Beine schwenke etc., so führe ich **active** Bewegungen aus, gleichviel, ob diese Bewegungen als Freiübungen, d. h. ohne Apparate, oder mit Apparaten, Hanteln, Gewichten, Stäben etc., oder auch an Apparaten, an Reck, Barren, Leiter etc. vorgenommen und ausgeführt werden.

In der Heilgymnastik werden diese Bewegungen jedoch nicht deshalb ausgeführt, um sie immer kunstgerechter, in schnellerer Aufeinanderfolge, graziöser etc. ausführen zu lernen, kurz, um Fertigkeit in der Ausführung der verschiedenen Bewegungen zu erlangen, sondern lediglich, um durch ihre Ausführung bestimmte **Heilzwecke** zu erreichen.

Es fallen daher in der Heilgymnastik alle jene Turnübungen, welche als Kraft- und Muthproben, als Wellen und Umschwünge, als Wettkämpfe etc. zu bezeichnen sind, ganz weg, und es werden oft die einfachsten activen Bewegungen in besonderer Auswahl und nach genau bestimmtem Maasse, dem Zustande und der Kraft des Patienten genau angemessen, verordnet.

Da es nun erwiesen ist, dass durch verschiedene und fortgesetzte einseitige Stellungen und Haltungen des Körpers, z. B. durch das Krummsitzen beim Schreiben, so oft Brust- und Unterleibsbeschwerden, durch das Schiefsitzen am Stickrahmen, beim Nähen, Häkeln etc., sowie durch das Stehen auf einem Beine etc. verschiedene Deformitäten, als: hohe Hüften, abstehende Schultern, Rückgratsverkrümmungen etc. sich bilden, dass andererseits schon durch verschiedene Stellungen Leiden gelindert werden können, z. B. Brustkrankheiten durch eine mehr sitzende, Schwindelanfälle und Blutandrang nach dem Gehirn durch eine mehr aufrechte Stellung, Schlaflosigkeit durch das Liegen auf einer andern

Seite etc., hat die Heilgymnastik nicht unterlassen, den verschiedenen Stellungen gleichzeitig ganz besondere Aufmerksamkeit zu schenken, dieselben in ihr Material mit aufzunehmen und manchfach auszubildon; denn da insbesondere Deformitäten durch einseitige Stellungen hervorgerufen werden können, wird es möglich sein, denselben durch entgegengesetzte Haltungen wirksam entgegen zu arbeiten. Ein Gleiches gilt auch von den Athembewegungen.

Betrachtet man solche Personen, welche Tag für Tag eine sitzende Lebensweise führen, Gelehrte, Schreiber, Näherinnen etc., so findet man, dass diese ganz unvollkommen athmen und bei Weitem den Brustkasten nicht genug heben und alle Theile der Lungen der äusseren Luft zugänglich machen. Es verlieren daher die Luftbläschen in den Theilen der Lungen, welche nicht durch die Einwirkung der äusseren Luft aufgeblasen werden, ihre Elasticität, fallen zusammen, verwachsen förmlich mit ihren Wänden, woraus die mannichfachsten Krankheiten entstehen müssen.

Denn da das Blut, welches nach den Lungen dringt, um mit Sauerstoff erfüllt zu werden und von Neuem nach allen Theilen hin Leben zu schaffen, nur unvollkommen mit diesem gesättigt werden kann, so entsteht ein schlecht gemischtes, unreines Blut. Kommt nun eine Aufregung irgend welcher Art, welche das Blut zu schnellerem Pulsiren in den Adern zwingt, noch dazu, so dass das Blut nur einigermassen stark nach den Lungen dringt, so kann der kleine gute Theil derselben es nicht fassen, feine Blutäderchen auf den zusammengefallenen Zellen springen, es entstehen Blutungen und Eiterungen in den Lungen, und die Schwindsucht reisst uns mit unerbittlicher Gewalt hinab in das Grab, das wir uns selbst bereitet, da wir durch wiederholtes „Tiefathmen“ uns davor schützen konnten.

Die Heilgymnastik hat daher auch diese active Thätigkeit der Brustmuskeln und der in die Lungen eingewebten Muskelfasern in Betracht gezogen und aufgenommen, um es in ihrem Bereiche methodisch zu betreiben, und in den aus Vernachlässigung dieser

Thätigkeit entstandenen Krankheitszuständen, mit denen ein sehr grosser Theil des gegenwärtig lebenden Geschlechts behaftet ist, als Heilmittel in Anwendung zu ziehen.

Wie die Stellungen, so sind auch die verschiedenen Athembewegungen in der Heilgymnastik manchfach ausgebildet; da ich jedoch bei Behandlung der verschiedenen Krankheiten und Angabe der für solche insbesondere zu empfehlenden Bewegungen speciell hierauf zurückzukommen gedenke, breche ich hier ab und gehe zur näheren Betrachtung der zweiten Bewegungsgruppe, der **duplicirten** Bewegungen über, bemerkend, dass die activen Bewegungen immer das Hauptmaterial der gymnastischen Heilmethode sind und bleiben werden.

Die **duplicirten Bewegungen**, welche neben dem Willensimpuls des Patienten noch durch eine zweite Bewegungsursache bedingt werden, unterscheiden sich von den activen Bewegungen dadurch, dass sie nicht selbstständig durch den Willensimpuls des Patienten erzeugt werden, sondern zu ihrer Ausführung eine zweite Person, welche man in der Heilgymnastik mit dem Namen „Gehülfe" oder „Gymnast" belegt, hinzuzuziehen ist.

Diese zweite Person, der Gehülfe, kann in zweierlei Weise auf die Bewegungen des Patienten einwirken, einmal unterstützend — die Bewegung wird dann mit dem Namen „Unterstützungsbewegung" bezeichnet — oder widerstrebend, entgegenstehend, welche Bewegung man dann „Widerstandsbewegung" nennt.

Bei den Unterstützungsbewegungen wirken Subject und Object, oder hier Patient und Gehülfe nach einer und derselben Richtung; sie finden überall da ihre Anwendung, wo die Contractionskraft der Muskeln des Patienten nicht in dem Maasse vorhanden ist, als dass derselbe selbstständig die vorgeschriebene Stellung einzunehmen und beizubehalten, oder bestimmte Bewegungen auszuführen vermöchte, und daher durch eine zweite Person, wie es z. B. bei Lähmungen und Schwächezuständen nothwendig werden kann, unterstützt werden muss.

Denken wir uns, ein Bettlägeriger sollte zur Bethätigung des Unterleibes Heilgymnastik treiben, er sei jedoch zu schwach, als dass er selbstständig den Oberkörper aufzurichten und so die Bauchmuskeln in Contraction zu versetzen vermöchte, so wird der „Gehülfe“ den Patienten dadurch unterstützen, dass er seine flache Hand an dessen Rücken legt und dem Patienten, während derselbe fortgesetzt die Bewegung auszuführen sich bestrebt, dieselbe mit ausführen hilft.

Oder ein Gelähmter vermöchte nicht seine Arme nach oben zu bewegen, so wird der Gehülfe die Arme des Patienten erfassen, und während der Letztere fortgesetzt sich bestrebt, die Arme nach oben zu führen, wird ihn der Gehülfe dadurch unterstützen, dass er ihm bei der Armaufwärtsführung behülflich ist.

Bei der andern Art der duplicirten Bewegungen, bei den „Widerstands-Bewegungen“, stehen sich die Kräfte des Patienten und des Gehülfen, wie erwähnt, entgegen; sie wirken nicht nach einer, sondern nach entgegengesetzter Richtung. Soll eine Widerstands-Bewegung ausgeführt werden, so wird der Gehülfe seine Hände an das zu bewegende Glied des Patienten anlegen, und der Bewegung desselben entgegenwirken; diess jedoch in der Weise, dass die Bewegkraft des Patienten die Widerstandskraft des Gehülfen mit nicht übermässiger Kraftanstrengung zu überwinden vermag.

Der Gehülfe wird den Kräften des Patienten angemessen die Bewegung zulassen, und gleichzeitig, indem er dabei fortgesetzt die Bewegung des Patienten erschwert, eine zwar vorwärtswirkende, aber doch rückgängige Bewegung ausführen.

Diess die **eine** Art der duplicirten Widerstands-Bewegungen: der Patient bewegt — der Gehülfe widersteht — welche wohl auch, da bei diesen Bewegungen die Muskeln des Patienten, welche die betreffende Bewegung ausführen, sich stets in ihrer **Verkürzung** contrahiren, **„duplicirt concentrische“** Bewegungen genannt werden.

Die Widerstands-Bewegungen können aber auch in entgegengesetzter Weise ausgeführt werden. Der Gehülfe kann an einem Körpertheile des Patienten eine Bewegung ausführen, und der Patient lässt nur insofern die Bewegung zu, als der Gehülfe den von Seiten des Patienten der Bewegung entgegengesetzten Widerstand überwindet.

Denken wir uns, der Patient stehe vor dem Gehülfen, und es solle eine Armaufwärtsführung auf diese Weise ausgeführt werden, so wird der Gehülfe die Arme des Patienten im Handgelenk erfassen, und dieselben vom Körper ab nach oben führen; der Patient wird jedoch mit den betreffenden Muskeln dieser Bewegung Widerstand entgegensetzen und die Bewegung wird nur unter Ueberwindung desselben, welcher jedoch durchaus kein krampfhafter, sondern ein den Kräften des Patienten angemessener sein soll, am Patienten ausgeführt werden können.

Diess die **zweite** Art der Widerstands-Bewegungen — der Gehülfe bewegt — der Patient widersteht — wohl auch, da sich hierbei die betreffenden Muskeln des Patienten in ihrer **Verlängerung** contrahiren, **„duplicirt excentrische"** Bewegungen genannt.

Ohne mich hier auf weitläufige Erörterungen der Wirkungsweise dieser Bewegungen einzulassen, da hiermit doch nicht weiter gedient wäre, und da die nothwendig werdenden Bewegungen dieser Gruppe bei der Behandlung einzelner Krankheiten genau beschrieben werden sollen, sei nur erwähnt, dass gerade durch die duplicirten Widerstands-Bewegungen es möglich wird, auf ganz bestimmte Muskelgruppen einzuwirken, sowie sämmtliche Muskeln stets den Kräften des Patienten angemessen — je nachdem es der vorliegende Krankheitsfall erfordert — in ihrer Verlängerung oder Verkürzung in Contraction zu versetzen; dass dieselben daher in solchen Krankheitsfällen, wo die activen Bewegungen entweder wegen zu grossen Allgemeinwirkens, oder wegen ihres aufregenden Einflusses, oder wegen des geschwundenen Contractionsvermögens, oder anderer Leiden halber nicht in Anwendung gebracht werden können, wie bei Contracturen, Rückgratsverkrümmungen, Lähmungen etc. ihre Anwendung finden, und in der Heilgymnastik mit grossem Nutzen zu verwenden sind; dass ferner die Wirkungsweise der duplicirt concentrischen von der Wirkungsweise der duplicirt excentrischen Bewegungen eine sehr verschiedene ist, und daher bei ihrer Ausführung insbesondere darauf zu achten ist, ob der Gehülfe oder der Patient die Bewegung ausführen, oder den Widerstand anbringen soll, wesshalb ich nicht unterlasse, schon im Voraus hier aufmerksam zu machen und zu bitten, bei den nachfolgenden Verordnungen genau darauf Acht zu haben.

Noch hätten wir die zweite Hauptgruppe der in der Heilgymnastik in Anwendung zu ziehenden Bewegungsformen einer nähern Betrachtung zu unterziehen. Es sind diess die **unwillkürlichen** oder **nichtgewollten** Bewegungen, bei denen, wie schon erwähnt, der Wille des Patienten für die Bewegung selbst nicht in Betracht kommt.

Die **halbpassiven** Bewegungen unterscheiden sich zunächst von den activen und duplicirten Bewegungen dadurch, dass der Wille des Patienten dieselben nicht vermittelt, sie sind jedoch insofern mit jenen verwandt, als hierbei die Muskeln durch eine ausserhalb des Patienten liegende Kraft ebenfalls zur Contraction gebracht werden.

Die Naturkraft, welche diess zu bewirken vermag, ist der vielfach zu technischen und chemischen Zwecken in Anwendung gezogene und auch bei der Telegraphie wirkende Electro-Magnetismus.

Sie wundern sich, lieber Leser, diese künstlich erzeugten Muskelerregungen mit in die Gymnastik aufgenommen zu sehen. Doch vergegenwärtigen wir uns, dass es in der Heilgymnastik nicht darauf ankommt, diese oder jene Bewegung recht schön ausführen zu lernen und sich gymnastische Fertigkeiten durch wiederholte Uebungen anzueignen, sondern dass entweder das gesammte Muskelsystem oder einzelne Muskelgruppen in Thätigkeit versetzt werden, und dass die mittels des electro-magnetischen Stromes hervorgerufene

Zusammenziehung der Muskeln, in Bezug auf Stoffwechsel und Ernährung, somit auf Kräftigung der Muskeln, Beschleunigung der Blutcirculation etc. mit der durch den Willen erzeugten Thätigkeit der Muskeln vollständig gleichbedeutend ist, so kann es nicht befremden, die durch die Faradisation, wie man auch diese Manipulation nennt, erzeugten Bewegungen unter das Material der Heilgymnastik mit aufgenommen zu sehen.

Bringt man nämlich eine Muskelgruppe in den durch Electro-Magnetismus erzeugten Inductionsstrom in der Weise, dass der Strom an der Stelle in die Muskeln tritt, an welcher der Nerv ebenfalls in dieselbe eingeht, so haben wir ganz dieselbe Wirkung, als ob der Nerv vom Gehirn aus zu dieser Thätigkeit der Muskeln angeregt wird; die dem Nerven zugetheilte Muskelgruppe contrahirt sich, d. h. sie zieht sich zusammen, und es werden somit unwillkürliche Bewegungen mit Contraction der Muskeln hervorgerufen.

Diese Bewegungen sind, da auf diese Weise alle willkürlichen Bewegungen künstlich hervorgerufen werden können, eine wesentliche Bereicherung der Heilgymnastik, und finden insbesondere bei Lähmungen, wo der Willenseinfluss auf bestimmte Bewegungsorgane ganz oder zum Theil geschwunden ist, erfolgreiche Anwendung. *)

Da jedoch die Punkte, auf welche die Stromgeber aufzusetzen sind, nur demjenigen, der bereits Uebung, oder die nöthigen anatomischen Vorkenntnisse besitzt, bekannt sind, so ist es zwar nicht so leicht, diese Bewegungen als Zimmergymnastik für sich in Anwendung zu ziehen, ich werde jedoch mich bemühen, die Stellen, vorkommenden Falls, so genau als möglich zu bezeichnen, und es wird, insbesondere unter Hinzuziehung des Hausarztes, dann nicht schwer fallen, auch diese Bewegungen zur Beseitigung des Uebels in Anwendung bringen zu können.

Die ganz passiven Bewegungen unterscheiden sich von den bisher in Betracht gezogenen Bewegungsformen dadurch, dass we-

*) Den hierzu erforderlichen Apparat erhält man bei jedem Mechanikus.

der der Wille des Patienten noch auch irgendwelche Muskelcontraction in Betracht kommt. Der Patient ist demnach hierbei vollständig passiv und lässt den Gehülfen allein an seinem Körper gewähren.

Hierher gehören ausser wirklichen Bewegungen, wie Rollungen, Rotirungen oder Drehungen einzelner Körpertheile, Erschütterungen des ganzen Körpers oder einzelner Theile, auch verschiedene Manipulationen, wie: Walkungen, Knetungen, Hackungen, Klopfungen, Klatschungen, Sägungen, Drückungen etc.

Diese Bewegungen, schlechtweg auch nur passive Bewegungen genannt, dienen dazu, um einestheils Gelenke frei zu machen, Steifigkeit zu beseitigen, abgelagerte Knorpel- und Knochenmassen abzuschleifen, oder Bänder in Dehnung zu versetzen, wie diess oft bei Contracturen und Verkrümmungen nothwendig wird; oder auch um anregend oder rückstimmend auf ganze Körperregionen oder einzelne Theile einzuwirken. Im erstern Falle bedient man sich insbesondere der Rollungen, Rotirungen und Erschütterungen.

Um jenachdem anregend oder belebend auf den kranken Organismus einzuwirken, wie z. B. bei Lähmungen, dienen ganz vorzüglich die Hackungen mit der Kleinfingerkante der Hand, die Klopfungen mit der losgelassenen Faust, die Klatschungen mit der flachen Hand dazu, die Blutcirculation und die Thätigkeit der Nerven anzuregen, während andererseits, um rückstimmend und besonders aufsaugend in bestimmten Theilen zu wirken, die Walkungen, Knetungen und Streichungen dienen.

Für den Fall, dass Sie, geneigter Leser, noch Weiteres über die Wirkungsweise der activen, duplicirten, halb- und ganzpassiven Bewegungen, sowie über den Betrieb der Heilgymnastik in gymnastischen Heilanstalten zu wissen wünschen, verweise ich Sie auf meine bereits früher unter dem Titel „Die gymnastische Heilmethode" erschienene Schrift, in welcher Sie neben einer grossen Anzahl Krankengeschichten verschiedene

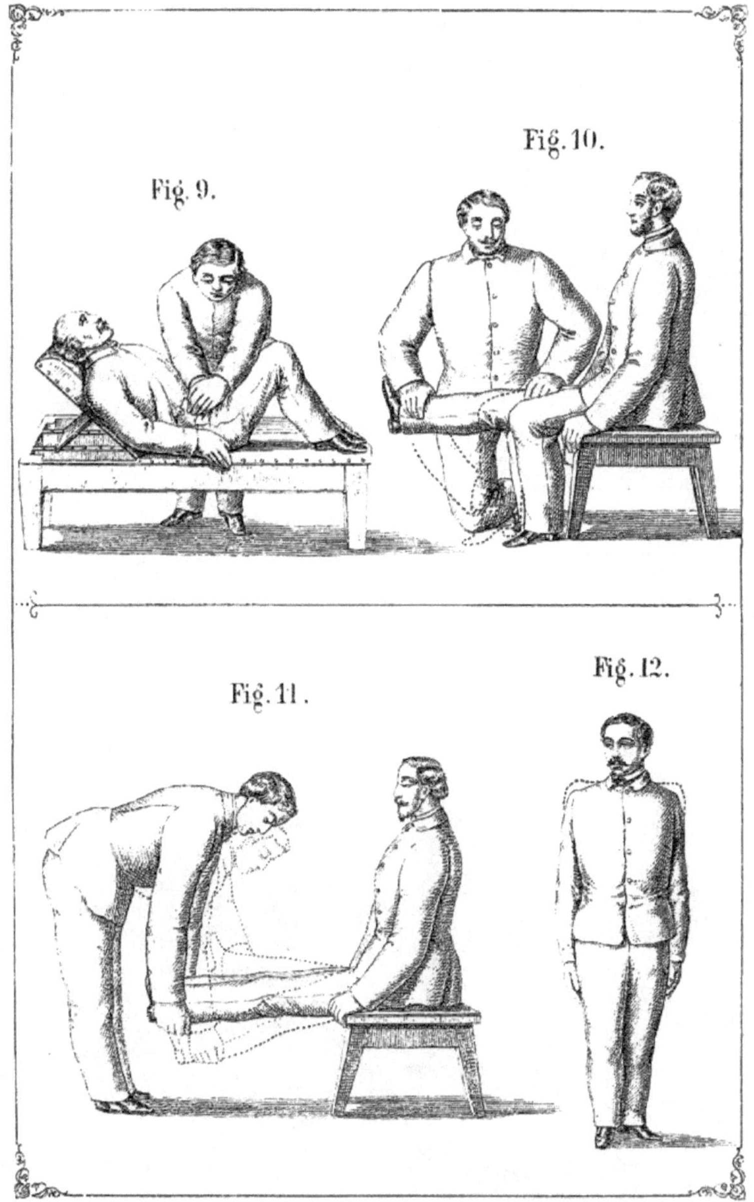
Fig. 9.
Fig. 10.
Fig. 11.
Fig. 12.

Heilerfolge, sowie sprechende Thatsachen für die gute Sache der Heilgymnastik finden werden. Auch dient zur weitern Belehrung mein **ausführlicheres** Elementarwerk für Turnanstalten: **„Die duplicirten Widerstands-Bewegungen** und deren planmässige Anwendungsweise im Turnunterrichte“ mit 17 Tafeln Abbildungen, Preis $1^1/_2$ Thaler. Dresden H. Klemm's Verlag.

In meinen **„heilgymnastischen Hausbüchern“** dagegen kommt es mir hauptsächlich darauf an, **praktische** Anleitung für die Anwendung der **Heilgymnastik** zu geben, und so dieselbe auch für den **Privatgebrauch** zugänglich zu machen und immer allgemeiner zu verbreiten. Ich gehe daher noch zu einigen praktischen Bemerkungen über, indem ich Ihnen zunächst noch Einiges mittheile

über den bei der Heilgymnastik nothwendigen Gehülfen und über heilgymnastische Vorrichtungen.

(Mit einer xylographischen Abbildung.)

Der „gymnastische Gehülfe“, dessen wir schon oben unter den verschiedenen Bewegungsformen zu wiederholten Malen gedachten, ist gleichsam der Apotheker, der die Bewegungen für den Patienten zubereiten hilft oder zubereitet, und wenn derselbe auch bei den activen Bewegungen nicht direct betheiligt ist, so ist dies doch bei den duplicirten und passiven Bewegungen um so mehr der Fall.

Man hat die Nothwendigkeit eines Gehülfen vielfach als Hinderniss für den vollständigen Betrieb der Heilgymnastik im Privatgebrauch hingestellt, und sich bei der Zimmergymnastik bisher meistentheils nur der activen Bewegungsformen bedient; doch reichen diese Bewegungen in den meisten Krankheitszuständen, insbesondere bei Lähmungen und Schwächezuständen nicht aus, abgesehen davon, dass dieselben hie und da zu Anfange der Cur oft nur sehr unvollständig in Anwendung gebracht werden können.

Muss nun auch zugegeben werden, dass in vielen Fällen ein

angelernter Gymnast, wie wir solche auf den gymnastischen Cursälen männlichen und weiblichen Geschlechtes finden, einem ungelernten Diener oder einer Kammerjungfer, welche von Gymnastik keinen Begriff hat, vorzuziehen ist, so ist doch auch andererseits das Bedenken gegen sogenannte Hausgehülfen keinesweg so gross, als es auf den ersten Blick erscheinen dürfte.

Zunächst werde ich die anzugebenden Bewegungen und Manipulationen in nachfolgenden Bogen so genau als nur immer möglich beschreiben, so dass es nicht schwer fallen wird, unter Hinzuziehung der hier gegebenen genauen Abbildungen zu wissen, was bei dieser oder jener Bewegung der Gehülfe oder der Patient zu thun, und worauf man bei dieser oder jener Bewegung hauptsächlich zu achten hat; sodann wird es aber auch häufig vorkommen, dass der Patient sich schon in einer Anstalt der heilgymnastischen Behandlung unterworfen, hier das richtige Gefühl für Ausführung dieser oder jener Bewegung erlangt hat, und seinem Diener oder wer sonst die Stelle eines Gehülfen vertreten soll, die nöthige Anleitung geben kann.

Auch bedürfte es ja nur, wo dies nicht der Fall ist, einer einfachen Anleitung von Seiten des Hausarztes, oder eines angelernten Gymnasten, deren es ja jetzt fast in allen grössern Städten giebt. Kurz, geehrter Freund und Leser, lassen Sie Sich desshalb ja nicht abhalten, das heilgymnastische Verfahren für Ihren leidenden Zustand so bald als möglich in Angriff zu nehmen; denn so gut Ihr Diener vielleicht gelernt hat, Sie für die Wassercur in der richtigen Weise in die Decke einzupacken, so wird es ihm auch möglich werden, bei aufmerksamem Studium der einzelnen Verordnungen, dieselben Ihnen richtig zu appliciren, und andererseits hat gerade die Hinzuziehung eines Gehülfen so manchen Vortheil.

Schon Mancher nahm sich vor, sich der Zimmergymnastik zu seinem Wohle zu bedienen, doch scheiterte der gute Vorsatz gar bald an der allbekannten Pommade des Patienten. Die activen Bewegungen so ganz allein und für sich auszuführen, wurde ihm langweilig; heute nahm er sich vor, die Bewegungen auf den Nachmittag zu verschieben, doch da kam ihm wieder etwas drein, und so schlief die Sache nach und nach ein. Der „Gehülfe" ist aber zu einer bestimmten Zeit beordert, im Zimmer des Patienten zu erscheinen, und der Patient sieht sich schon aus moralischen Gründen genöthigt, regelmässig Hand ans Werk zu legen, was vielleicht heute in Folge unbedeutender Abhaltungen nicht geschehen wäre.

Hierzu kommt noch, dass mancher Patient auch die Kunst versteht, sich selbst zu betrügen, und dass er glaubt, wenn er nur einige Bewegungen gemacht, so habe er doch Etwas gemacht, folglich müsste es schon helfen. Da steht ihm jedoch wiederum der „Gehülfe" im Wege; der Patient schämt sich gleichsam, nicht so ganz bequeme Bewegungen wegzulassen, oder Bewegungen flüchtig zu übergehen, und die ganze Verordnung wird schliesslich vollständig und in der richtigen Weise durchgeübt.

Abgesehen davon, dass bei Kindern allemal Aufsicht und Unterstützung ihres Willens nothwendig ist, und daher auch hier der Gehülfe — vielleicht die sorgsame Mutter — ganz am rechten Platze ist, erhält die Zimmergymnastik durch den Gehülfen zuletzt auch noch einen gewissen Reiz. Der Patient übt nicht allein, er sieht vielmehr, dass noch ein Anderer, dem gar nicht einmal etwas fehlt, mit thätig sein muss. Er kann sich mit ihm in den nothwendig werdenden Pausen über Dies und Jenes unterhalten; dieser sieht wiederum die gemachten Fortschritte und ermuntert durch Mittheilung hierüber den Patienten zu neuer Thätigkeit und weitern Anstrengungen.

Und so, geehrter Freund, richten Sie sich einen Gehülfen, Ihren Diener oder sonst einen guten Bekannten ein; achten Sie nur darauf, dass es eine gewissenhafte Person ist, die es gut mit Ihnen meint. Sollten Sie noch über irgend Etwas nähere Auskunft wünschen, so stehe ich zu jeder Zeit recht gern, auch **brieflich,** selbst zu Diensten.

Ich werde mich zwar in den nachfolgenden Bogen bei der speciellen Behandlung von Krankheitszuständen für die verschiedenen Stellungen und Lagen, welche dabei einzunehmen sind, so viel als möglich der **Stubenmöbel** bedienen, doch reichen dieselben nicht allemal bequem genug aus, und da es dem Einen oder dem Andern, der bereits in einer gymnastischen Heilanstalt die Cur gebrauchte und die eigens dazu construirten Apparate kennt, erwünscht sein möchte, sich wenigstens das Nöthigste hierzu anfertigen zu lassen, so unterlasse ich nicht insbesondere einen **Apparat**, den ich für den Privatgebrauch durch Zusammenstellung mehrerer Apparate construirte, und welcher schon vielfach für die Zimmergymnastik Anwendung findet, hier näher zu beschreiben. *)

Dieser Apparat richtet sich in Bezug auf Länge und Höhe nach der Grösse des Patienten, d. h. er muss so lang sein, dass er denselben bequem an den Querseiten bei ausgeklafterten Armen erfassen und die Füsse, wenn er auf demselben sitzt, in die Fussriemen *cc*, oder *dd* bringen kann. Derselbe besteht aus einem 2—3 Ellen langen, 16 bis 22 Zoll breiten Rahmen *a*, *b*, *c*, *d*. Dieser ruht auf vier 16 bis 24 Zoll hohen Füssen *e*, *f*, *g*, *h*, welche wiederum in den circa $^1/_4$ Elle breiten und 1 Elle 10 bis 14 Zoll langen Stollen *ik* und *lm* eingelassen sind.

In der Längenmitte des Rahmens ist, mit den Querseiten parallel verlaufend, ein Querstück eingelassen, an welchem die Charniere der beiden gepolsterten Klappen *n* und *o* befestigt sind, und von dem aus zwei gezahnte Latten *p* und *q* nach jeder Querseite hin verlaufen. An der hintern Seite der Klappen ist ziemlich in der Mitte derselben mittels Charnier ein Stück Bret *r*, welches nicht ganz die halbe Länge der Klappen haben darf, damit dieselben auch ganz eben gestellt werden können, befestigt, und welches dazu dient, mittels der gezahnten Latten den Klappen verschiedene schräge, feste Stellungen geben zu können. (Man vergleiche nebenstehende Abbildung.)

*) Dergleichen Apparate stehen in meiner Anstalt für Privatbehandlungen stets vorräthig und können durch dieselbe für den Preis von 10 Thaler bezogen werden.

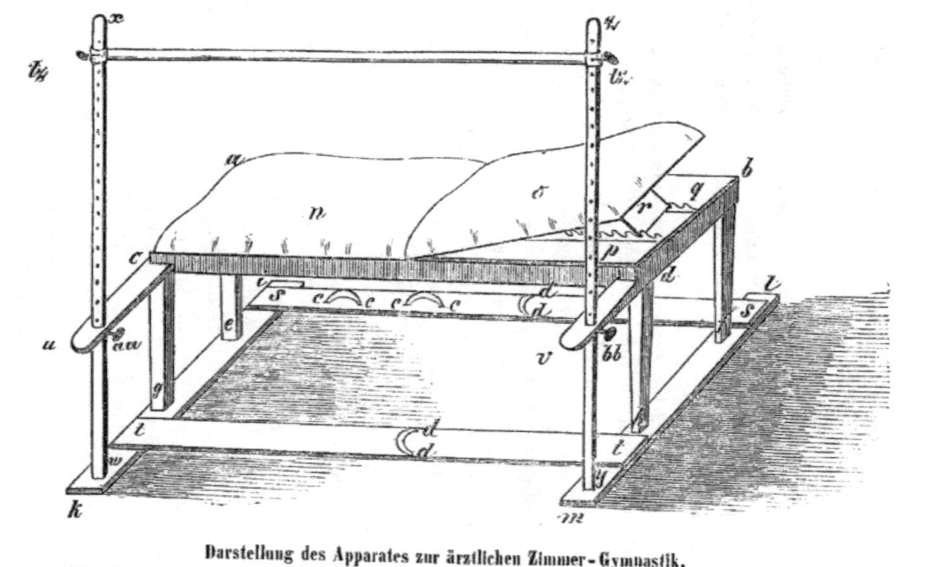

Darstellung des Apparates zur ärztlichen Zimmer-Gymnastik,
welcher jedoch zur Ersparung der Kosten auch durch die gewöhnlichen Stuben-Möbel, Sopha, Stühle, Polsterbank, Thürpfosten etc. ersetzt werden kann.

Gleichzeitig sind jedoch an diesem Apparat, um auch andere Stellungen als liegende daran einnehmen zu können, auf den hervorstehenden Stollenstücken *i*, *l* und *k*, *m* je $^1/_4$ Elle breites Bret *s*, *s* und *t*, *t* aufgeschraubt, und an den beiden Querseiten des Rahmens je ein 10 Zoll hervorstehender, an seinem Ende mit einem senkrechten Loch versehener sogenannter Frosch *u* und *v* festgeschraubt, während senkrecht unter dem erwähnten Loche der beiden Frösche ebenfalls Löcher in den an der Erde sich befindlichen und dem ganzen Apparate Halt gebenden Stollenenden *k* und *m* eingelassen sind.

Die erwähnten Löcher dienen nun zur Aufnahme und Befestigung zweier senkrecht stehender, runder, $1^1/_2$ Zoll starken, gleich hoher Stangen *w*, *x* und *y*, *z*, welche von 2 Zoll zu 2 Zoll zur Auf- und Abstellung der $2^1/_2$ Zoll starken Querstange *tz*, *tz* dienen. Die aufrechtstehenden Stangen *w*, *x* und *y*, *z* werden mittelst der Holzschrauben *aa* und *bb* festgeschraubt, während die Querstange an denselben mittels eiserner Vorstecker in beliebiger Höhe festgehalten wird. Die auf den Seiten-Bretern *s* und *t* befindlichen Rieme dienen zum Festhalten der Füsse und zwar *cc*, *cc* in gewöhnlicher sitzender Stellung, *dd* und *dd* dagegen in reit- oder spaltsitzender Stellung des Patienten.

An diesem Apparate, den man sich, wo ihn die Zimmermöbel nicht ersetzen, auch überall leicht nach der obigen Zeichnung anfertigen lassen kann, wird es nun möglich, alle die in der Heilgymnastik, insbesondere bei den duplicirten und passiven Bewegungen nöthig werdenden Stellungen und Lagen einzunehmen. Die Stangen sind überdem leicht zu entfernen und bei Seite zu setzen, und der Apparat kann dann recht gut auch im Zimmer als Sessel- oder Ruhebank benutzt werden.

Doch da ich bei den verschiedenen speciellen Verordnungen auch die dabei nothwendigen Stellungen angeben, und somit zu wiederholten Malen auf diesen Apparat zurückkommen werde, glaube ich auch dieses Capitel schliessen zu können und bemerke nur noch, dass andere sich als nothwendig herausstellende Vorrichtungen bei den speciellen Anweisungen Erwähnung und nähere Beschreibung finden sollen.

Die beabsichtigte Erreichung eines Heilsmittels hängt nicht absolut und allein von demselben, sondern gleichzeitig von der Berücksichtigung mancherlei wesentlicher Bedingungen ab, ohne welche selbst das beste Heilverfahren seinen Zweck verfehlen muss. Bei dem Gebrauche eines gewöhnlichen Heilmittels üben bekanntlich die Qualität und Quantität der Gaben, die Zeit der Anwendung, das dabei zu beobachtende diätetische Verhalten einen wesentlichen Einfluss aus. Ebenso verhält es sich auch mit der Anwendung der Heilgymnastik überall da, wo es sich darum handelt, bestimmte Heilzwecke zu erreichen. Ich gebe daher zum Schluss noch das Wesentlichste, was beim Gebrauche dieses Heilmittels zu berücksichtigen ist, in bestimmten

Regeln,

und bitte, dieselben ja recht gewissenhaft beachten zu wollen.

§. 1.

Die Heilgymnastik ist hauptsächlich bei chronischen Krankheiten, bei wirklich ausgebrochenen Fieberzuständen aber nur in sofern in Anwendung zu ziehen, als Ruhe der niedrigste Grad der willkürlichen Bewegung ist. Hier gilt es, die durch sich selbst angeregte und erhöhte Lebensthätigkeit in keiner Weise zu stören, sondern Alles zu verhüten, was dieselbe irgendwie beeinträchtigen kann, der Natur selbst aber freie Zügel zu gewähren. *)

*) Bei starker Eingenommenheit des Kopfes und erhöhten Gehirnaufregungen, Phantasiren, Irrereden etc. haben mir stets neben der reinen frischen Luft, damit das reger strömende Blut fortgesetzt und hinlänglich mit Sauerstoff erfüllt wird, und einer so viel als nur immer möglich herabgesetzten Diät, damit der Organismus in keiner Weise durch seinem Verlangen entgegengesetzten Willenseinfluss, was sich ja schon während der Fiebertage durch Appetitlosigkeit kund giebt, gestört werde, sanfte Druckstreichungen von der Mitte der Stirn aus - nach den Extremitäten hingehend, so wie passive Rollungen, insbesondere der untern Extremitäten, wesentliche Dienste geleistet,

§. 2.

Bei beginnenden Fiebererscheinungen, d. h. bei sich zeigenden Vorboten eines herannahenden Fiebers, welche insbesondere in leisem Frösteln, Abgeschlagenheit der Glieder etc. sich kund geben, sowie in der Reconvalescenz, ist jedoch eine angemessene Gymnastik ganz am rechten Platze und von unberechenbarem Nutzen. Denn hierdurch gelingt es sehr oft, der Natur gleichsam zuvorzukommen, und einen dem Fieberzustand ganz ähnlichen Zustand, d. h. erhöhte Thätigkeit sämmtlicher Organe hervorzurufen, so die Krankheitsursache zu beseitigen und uns vor einem mehrtägigen Krankenlager zu bewahren.

§. 3.

Wo die Gymnastik einmal am Platze ist, führe man die verordneten Bewegungen aber auch mit der festesten Beharrlichkeit aus. — Lassen Sie sich daher, insbesondere im Anfange der Cur, nicht etwa durch sich einstellende kleine Unpässlichkeiten, wie Muskelschmerz, Zerschlagenheit der Glieder (das sogenannte Turnfieber), durch allgemeine Aufregung, durch einige schlaflose Nächte, durch sich einstellenden schlechten Geschmack und aufstossende Magensäure, durch stärkere Absonderungen und Ausscheidungen durch Mund, Nase, Darmkanal und Urin, durch eintretende starke Schweisse oder Blähungsbeschwerden etc. von der Fortsetzung der Cur abhalten; denn all' diese Erscheinungen geben den Beweis, dass sämmtliche Organe thätiger werden, was schon daraus erhellt, dass all' diese Zustände, welche mehr oder weniger allemal sich einstellen, um so später während der Cur auftreten, als das Uebel schon längere Zeit bestand und die betreffenden Organe an Energie verloren hatten.

§. 4.

Während der Cur sind alle Nachtwachen und Gemüthsaffecte, sowie ermüdendes Gesellschaftsleben, strenge Körper- und Geistes-

---

um das im Gehirn sich angehäufte Nervenfluidum, so wie das erregte Blut vom Gehirn und andern edeln Theilen abzuleiten.

Taf. 4.

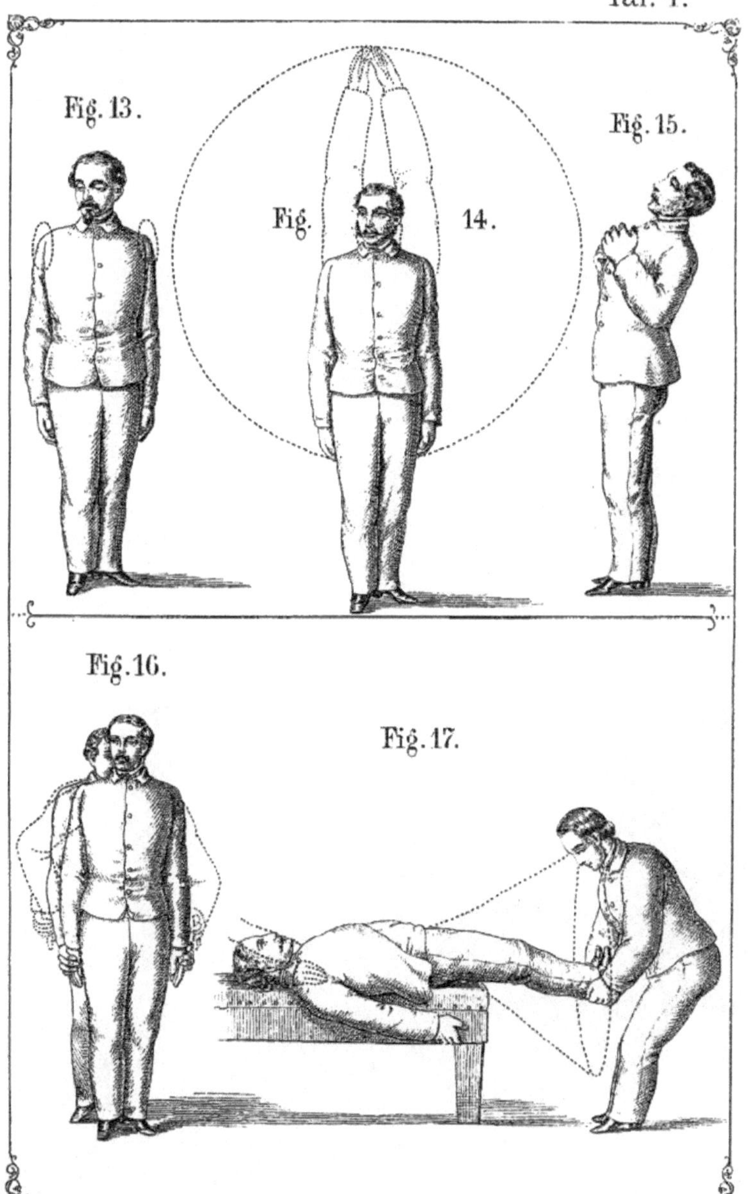

arbeit, Unregelmässigkeit und Unmässigkeit in Genüssen, heisse, unverdauliche, fette oder saure Speisen und Getränke, Gewürze, Spirituosen, dumpfe Zimmer, warme Federbetten, karges Darben, langer Mittagsschlaf, vieles Sitzen etc. zu vermeiden. Wählen Sie aber auch nicht etwa eine zu magere Kost, sondern wählen Sie, da durch die Cur viel Stoffe verbraucht und daher neue gebraucht werden, eine kräftige, nahrhafte Diät vom Rind, Schaf, Wildpret, magern Schinken, Hühner, Tauben, weiche Eier, diess Alles jedoch nicht in Butter oder Fett scharf gebräkelt; ungewürzte nicht zu fette Mehlspeisen, Gemüse, reifes Obst; trinken Sie reines, oder mit etwas gutem Wein gemischtes Wasser, gut gegohrenes, nicht zu stark gehopftes oder gar mit fremden Stoffen vermengtes Bier, Bouillon, Kuhmilch etc.

§. 5.

Neben einer gesunden, nahrhaften Diät ist der öftere Wechsel der Wäsche, der Genuss reiner und frischer Luft, das wiederholte Ausspülen des Mundes, insbesondere nach Tische, das öftere Trinken eines Schluckes Wasser*), sowie das tägliche Waschen des ganzen Körpers unerlässlich, wobei im Sommer Flussbäder den Wannenbädern vorzuziehen sind, und was in Ermangelung dieser auch durch Abreibungen des ganzen Körpers mit einem nassen Tuche bewirkt werden kann.

§. 6.

Wie überall im Leben, so beachte man auch bei Anwendung der Bewegungen als Heilmittel die alten goldenen Regeln: Allzuviel ist ungesund, und: Alles zu seiner Zeit! — Glauben Sie daher nicht etwa, Viel müsse auch Viel helfen, und die gewünschten und bestimmt sich einstellenden Wirkungen müssten sich sofort erzwingen lassen. Bewahren Sie sich auch vor der den „chronischen Kranken“

*) Das Hineinfüllen ganzer Seidel kalten Wassers, wie es oft von Wasserfreunden geschieht, kann dem Magen sehr nachtheilig werden, da derselbe das Wasser nicht zu erwärmen vermag, während die Wassermenge eines Schluckes, auf einmal genommen und in Pausen wiederholt, nur von Vortheil für den ganzen Körper sein wird.

oft eigenthümlichen Ungeduld, das erwünschte Ziel erzwingen zu wollen, denn die Natur lässt sich nun einmal nichts abtrotzen und der Erfolg tritt, wie es ja bei der Natur dieser Krankheiten, sowie bei der Wirkungsweise dieses Heilmittels sich nicht anders erwarten lässt, oft nur allmälig, aber auch um so sicherer hervor.

§. 7.

Was nun die Cur selbst anbelangt, so gebe ich Ihnen zunächst den guten Rath, der für die einzelnen Krankheitsfälle verordneten Bewegungen Sich nie ohne Vorwissen Ihres Arztes zu bedienen. Theilen Sie ihm offen Ihr Vorhaben mit und zeigen Sie ihm die vorgeschriebenen Bewegungen mit der Anfrage, ob Sie etwa wegen organischer Veränderung edler Theile, oder wegen Bruchanlage etc. — auf welche Zustände ich natürlicher Weise nicht mit Rücksicht nehmen konnte — alle verordneten Bewegungen ausführen dürfen, oder ob Sie vielleicht diese oder jene Bewegung wegzulassen haben.

Es ist überhaupt allemal falsch, den Arzt zu hintergehen, denn derselbe wird dann eintretende Symptome nie in der richtigen Weise zu deuten vermögen, und wohl gar glauben, die Besserung sei auf Rechnung der Arznei zu schreiben, während derselbe, wären Sie offen gewesen, gemerkt hätte, dass es doch noch etwas besseres als Arznei giebt, — was wiederum für dessen übrige Patienten nicht ohne Nutzen sein kann. Sollte Ihnen jedoch Ihr Arzt gradezu die Heilgymnastik verbieten, so fragen Sie ihn nur getrost warum? Und antwortet er Ihnen „Sie brauchen mich ja sonst nicht mehr“! dann treiben Sie getrost Heilgymnasik, behalten Sie aber auch ja diesen Arzt, denn dieser ist offen*) und meint es gut mit Ihnen.

*) Das leidende Publikum will oft durchaus betrogen sein! und wenn Sie heute dem Manne, der Ihnen schon seit Jahren die verschiedensten Arzneien verordnete, Vorwürfe machen, wenn Sie dem Apotheker, der Ihnen in Folge dessen die stärksten Gifte verabfolgte, ob Ihrer vielfach hieraus entstandenen Leiden anklagen: so fragen Sie sich zunächst nur selbst, ob Sie es anders gewollt, ob jener Arzt vor Jahren Ihr Vertrauen erlangt haben würde, wenn er

§. 8.

Zur Ausführung der verordneten Bewegungen ist es zweckmässig eine bestimmte Tagesstunde zu wählen, welche man streng inne halten kann. Hierzu eignet sich insbesondere die Zeit vor dem Frühstück, vor dem Mittagessen oder vor dem Abendbrod, da der Magen während der Gymnastik nicht gefüllt sein darf, die Verdauung eigentlich beendet sein soll, und daher mindestens 2 Stunden seit dem Essen verflossen sein müssen.

Sofort nach der Gymnastik zu essen ist ebenfalls nicht rathsam. Man gönne dem Körper einige Zeit zur Erholung, was am Zweckmässigsten durch Auf- und Abgehen im Zimmer, oder durch einen kurzen, langsamen Spaziergang im Freien erfolgt.

§. 9.

Vor der Gymnastik entspreche man, damit der Unterleib möglichst unangefüllt sei, nach Befinden der Harn- und Stuhlentleerung, ebenso entferne man alle beengende Kleidungstücke um Hals, Brust und Unterleib. Festansitzender Halstücher, beengender Röcke und des Schnürleibes, deren man sich überhaupt gar nicht bedienen sollte, muss man sich vor Allem entledigen, während das etwa zu tragende Bruchband während der Gymnastik beizubehalten ist.

§. 10.

Die Bewegungen selbst sind so viel als möglich unter dem gleichzeitigen Genusse frischer sauerstoffreicher Luft auszuführen, was man, bei der Vornahme im Zimmer, am Besten unter Beobachtung der hierbei nothwendigen Vorsichtsmaassregeln durch das Oeffnen der Fenster bewerkstelligen kann. Die Bewegungen sind stets streng nach der in der Verordnung angegebenen Reihefolge auszuführen, wobei insbesondere die vorgeschriebenen Stellun-

---

Ihnen damals nicht Etwas verschrieben und Ihnen bei Ihrem Fieberzustande nur gerathen hätte, Sich hübsch ruhig zu verhalten und Haferschleim zu geniessen, oder wenn derselbe bei einer andern Krankheit von Ihnen verlangt hätte, blos spazieren zu geben und sich recht tüchtige Bewegung zu machen!!

gen und Lagen genau einzunehmen, sowie darauf zu achten ist, dass nur die Glieder und Theile in Bewegung gesetzt werden, welche, laut Vorschrift, eben bewegt werden sollen.

§. 11.

Während den Bewegungen darf man weder sprechen, noch den Mund vollkommen schliessen, sondern man soll vielmehr bei ungetheilter Aufmerksamkeit stets völlig frei athmen, sowie in den, zwischen den einzelnen Bewegungen nöthig werdenden und wohl zu beachtenden Erholungspausen, insbesondere dem sich einstellenden Triebe „tief Athem zu holen“ unaufgefordert nachzukommen ist.

§. 12.

Sollte sich bei irgend einer Bewegung das Athmen und der Herzschlag merklich beschleunigt haben, so warten Sie ja erst die Beruhigung ab, ehe Sie zu der folgenden Bewegung übergehen, ebenso hüten Sie sich nach der Gymnastik vor Erkältung, was am Besten geschieht, wenn man sich sofort vollständig ankleidet, oder nach und nach zur Ruhe übergeht.

§. 13.

Die activen Bewegungen, d. h. solche, welche Sie für sich, ohne Mithülfe einer andern Person ausführen können, sind stets langsam und nie bis zur Erschöpfung und völligen Ermüdung auszuführen.

§. 14.

Zur Ausführung der duplicirten und passiven Bewegungen wählen Sie sich einen möglichst gesunden, kräftigen und gewissenhaften Gehülfen männlichen oder weiblichen Geschlechts.

§. 15.

Die duplicirten Bewegungen, das sind diejenigen, bei denen Sie sich mit einer andern Person, dem Gehülfen, in der Weise zu bethätigen haben, dass dieser Ihren Bewegungen einen lebenden Widerstand entgegensetzt, oder dass Sie den Bewegungen, welche dieselbe an Ihrem Körper ausführt, Widerstand entgegensetzen, dürfen nie in Kraftproben ausarten.

Der Gehülfe ist desshalb keineswegs als Gegner, wie bei den Ringübungen zu betrachten, sondern vielmehr als Helfer und Verstärker Ihrer Bewegungen, als derjenige, der Ihren Bewegungen das rechte Maass und die nöthige Kraft und Intensität geben soll. Der Widerstand, den entweder der Gehülfe Ihren Bewegungen entgegensetzt, oder den Sie den Bewegungen, welche der Gehülfe an Ihrem Körper vornimmt, entgegensetzen, darf daher nicht etwa ein krampfhafter sein, d. h. in der Weise geschehen, dass diese Bewegungen ruckweise, in Absätzen und unter Zittern ausgeführt werden, sondern Einer muss sich den Kräften des Andern — insbesondere der Gehülfe den Kräften des Patienten — accommodiren.

Suchen Sie daher nicht durch Mithülfe anderer Muskeln die Bewegungen zu verstärken, sondern halten Sie dabei die zu bewegenden Glieder vollkommen gestreckt, und bei Armbewegungen die Finger geöffnet. Theilen Sie auch dabei Ihre Kräfte so ein, dass dieselben bis zu Ende der Bewegung reichen, und nicht etwa gegen das Ende hin ausgehen. Diese mangelhafte Ausführung duplicirter Bewegungen hat ihren Grund zum grossen Theil darin, dass der Widerstand von vorn herein zu stark berechnet war.

Vor Allem achten Sie bei Ausführung dieser Bewegungen darauf, dass dieselben recht langsam und in stetigem Tempo ausgeführt werden, so wie, ob in der Vorschrift hinter der Angabe der Bewegung **P. W.**, d. h. „Patient Widerstand", oder **G. W.**, d. h. „Gehülfe Widerstand" steht, da im Nichtbeachtungsfalle ganz andere Muskelwirkungsverhältnisse als die gewünschten, und in manchen Fällen sogar Nachtheile herbeigeführt werden könnten.

§. 16.

Bei den passiven Bewegungen, das sind solche, welche der Gehülfe an Ihrem Körper ausführt, ist es nothwendig, dass Sie sich dabei auch wirklich passiv, d. h. unthätig und willenslos verhalten, und bei unverrücktem Einhalten der vorgeschriebenen Stellung in keiner Weise den Gehülfen zu unterstützen suchen. Dieselben müssen von dem Gehülfen stets gelind und zart applicirt werden, und dürfen Ihnen in keiner Weise wirklichen Schmerz, sondern immer ein Gefühl von Wohlbehagen verursachen, wesshalb der Gehülfe, insbesondere bei den Hackungen, Klopfungen und Klatschungen das Handgelenk immer lose, nie steif zu führen hat.

§. 17.

Nachdem die Muskelkraft sich gesteigert hat, können Sie natürlicher Weise die Bewegungen stärker und kräftiger ausführen. Bei der duplicirten Bewegung wird mit der Kraftsteigerung der Widerstand schon an und für sich ein grösserer werden, die activen Bewegungen können Sie noch dadurch verstärken, dass Sie bei deren Ausführung die Arme mit Gewichten belasten, wozu sich die Hanteln — zwei durch einen Griff verbundene Kugeln im Gewichte von 4—8 Pfund, die man in jeder Eisenhandlung zu kaufen bekommt — am Besten eignen.

§. 18.

Die Bewegungen einer Vorschrift mehr als einmal des Tages durchzuüben, dürfte wenigstens zu Anfange der Cur nicht gerathen sein. Die Monatsperiode des weiblichen Geschlechts bedingt nicht gerade ein gänzliches Aussetzen, wohl aber betreffenden Orts speciell anzugebender Modificationen. In den letzten Monaten der Schwangerschaft sind die Bewegungen nur auf die Extremitäten zu beschränken, starke Einwirkungen auf den Unterleib überhaupt ganz zu vermeiden.

Ich werde in den nachfolgenden Bogen Gelegenheit nehmen, bei den verschiedenen Krankheiten der Ausnahmefälle specieller zu gedenken, und erlaube mir nur noch darauf aufmerksam zu machen, dass ich die nöthigen Wiederholungen der einzelnen Bewegungen stets genau in Zahlen angeben werde, worauf ich daher genau zu achten bitte.

Diess wäre das Wichtigste, was Sie, lieber Leser, beim Gebrauch der Heilgymnastik zu wissen und zu beachten hätten, und nun frisch ans Werk, geehrter Freund! Lesen Sie zu Ihrer Orientirung zunächst die Beschreibung der in der ersten Verordnung angegebenen Bewegungen genau durch, die beigefügten Figuren werden Ihnen das Fehlende ersetzen. Werfen Sie den uns Allen anhängenden Hemmschuh, die Trägheit, welche vielleicht gar der Grund Ihres Leidens ist, bei Seite und machen Sie noch heute den Anfang. — Sie werden dieses Beginnen gewiss nicht bereuen und gleichsam zu einem neuen Leben aufblühen. Pfui dem Menschen, der zu faul ist, sich die seinem Körper so nothwendige Bewegung zu verschaffen, und sich lieber den Grillen der Hypochondrie hingiebt, mit welchen er sich und Andern zur Last fällt!

Sie meinen, Ihre Leiden und Beschwerden seien schon zu alt und zu tief eingewurzelt, als dass Sie noch Hülfe durch die Gymnastik erwarten könnten? — Nimmermehr, denn grade weil Ihre Leiden so tief wurzeln, gerade weil sämmtliche Organe Ihres Körpers darnieder liegen, kann Ihnen eben nur Gymnastik helfen, die mehr als alle andern Mittel das Uebel an der Wurzel fasst!

Sie meinen ferner, Sie selbst seien schon zu alt, und in den Jahren vorgeschritten, und glauben Sich durch Gymnastik, die Sie ja noch gar nie getrieben, in Ihren alten Tagen lächerlich zu machen? — Traurig genug, dass es heute noch solche Ansichten giebt! Der Mensch ist nie zu alt, um Vernünftiges zu thun. Haben Sie nicht gehört, dass es ein Lebenselixier giebt, welches das Leben verlängern, uns vor Krankheiten schützen, den Menschen selbst verjüngen und verschönern soll?

Dieses Elixir ist eben Bewegung; dieses Elixir können wir uns eben durch die Gymnastik verschaffen, denn, verehrter Freund, welches Mittel vermag so auf unsern Organismus einzuwirken als diese? Welches Mittel vermag so wie diese die natürliche Wärme unseres Körpers zu erhöhen? Welche Arznei vermag, gleich der Gymnastik, eine schwache Brust zu stärken, ein enges Becken zu weiten, und uns auch geistig zu erfrischen? Welche Heilmethode vermag so wie die gymnastische, das gesammte Muskelsystem zu stärken und sämmtliche Organe in erhöhte Thätigkeit zu versetzen?

Leider ist dieses Heilverfahren noch lange nicht in dem Maasse, als es im Interesse der leidenden Menschheit wünschenswerth erscheinen muss, bekannt. Möchten sich immer mehr Freunde um dasselbe schaaren. Gar viele würden sich dann vor fortgesetzten Entbehrungen, stetem Siechthum, ja oft lebenslänglichen Leiden und langem Krankenlager bewahren; wie manche schöne Kraft würde der Welt noch länger erhalten bleiben und nicht schon frühzeitig erlahmen, wie manchem hinfälligen Greise könnte der Lebensabend erleichtert, wie manches junge, lebenslustige Blut dem Abgrunde des starren Grabes entrissen werden!

Wohl ist es wahr, „sterben müssen wir Alle"! und hiervon kann und wird uns selbst die Gymnastik nicht schützen; — aber im Leben gesund, im späten Alter noch rüstig zu sein, diess ist eine hohe Gabe Gottes, die der Schöpfer eben dem verleiht, der nach seinen unumstösslichen Naturgesetzen lebt und handelt, die er Dem gewährt, der die ihm verliehenen Kräfte weislich gebraucht, und nicht verbraucht oder widersinnig durch künstliche Eingriffe vernichtet.

Leider lassen sich noch Viele durch ihre Trägheit, dem Hemmschuh alles Guten, von dem Gebrauche der Heilgymnastik abhalten, und wohl Mancher würde sich dazu bequemen, wenn man ihn dabei nur in der gewohnten Ruhe und Pommade liesse. Diese Schwächen der Menschen durchblickte auch schon Fuller vor 150 Jahren, indem er sagt: „Da aber jene wunderbaren Wirkungen — der Gymnastik — auf einem andern Wege — als durch Arzneien — und mit einiger Mühe verschafft werden müssen, so hält es recht schwer, die Menschen dahin zu bringen, dass sie es begreifen"!

Nun, geehrter Freund und Leser, ich hoffe, Sie werden gar bald zu Denen zählen, die diess ausgezeichnete Heilmittel begreifen; darum Ihnen und allen Denjenigen, die sich der Gymnastik zu ihrem Wohle und zum Segen ihrer Nachkommenschaft bedienen, ein freudiges „Glück auf"! —

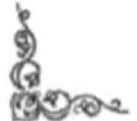

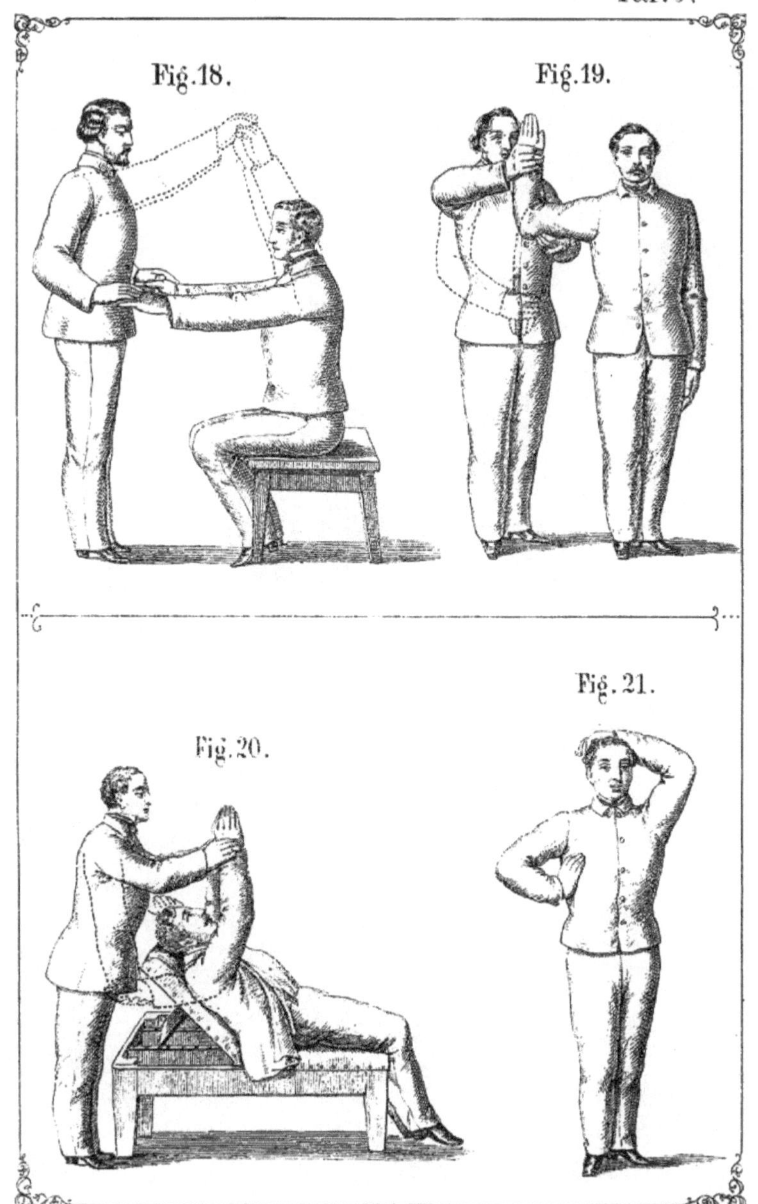
Fig. 18.
Fig. 19.
Fig. 20.
Fig. 21.

Nähere

Betrachtung der Brustorgane,

häufige Ursache der Erkrankung derselben

und

deren Heilung durch Heilgymnastik.

Die Organe, welche in der Brusthöhle ihren Sitz haben, sind das Herz und die Lungen. Der Bau und die Functionen beider Organe stehen aber mit dem Baue und der Function ihrer äussern Umgebung, dem Brustkorbe, in so innigem Zusammenhange, dass wir bei unserer Betrachtung nothwendigerweise beide Theile nebeneinander berücksichtigen müssen.

Der Brustkorb wird aus weichen und harten Theilen gebildet. Erstere sind die Muskeln mit dem Unterhautzellgewebe, letztere die 12 Brustwirbel, die 12 Rippenpaare mit ihren Knorpeln, sowie das Brustbein. Die Rippen theilt man in 7 wahre und 5 falsche, von denen jene sich mit ihren Knorpeln unmittelbar an den seitlichen Rand des Brustbeins ansetzen, während letztere entweder mit den zunächst überliegenden Knorpeln verbunden sind, oder, wie das elfte und zwölfte Rippenpaar, ganz frei stehen.

Die Grösse der von den einzelnen Theilen des Brustkorbes gebildeten Höhle ist jedoch nicht ganz gleich dem Raume, welchen

Herz und Lunge bedürfen, sondern es fällt ein grosser Theil des untern Thoraxraumes den Unterleibsorganen anheim. Das Zwerchfell, ein breiter, platter Muskel, setzt sich nämlich mit seinem vordern Theile an die innere Fläche der 6 untersten Rippenknorpel, mit seinem hintern Theile an die obersten Lendenwirbel an, und bildet so eine Scheidewand zwischen der Brust- und Unterleibshöhle, welche, da das Zwerchfell überdem nach oben, nach der der Brusthöhle zugekehrten Fläche, gewölbt ist, die Brusthöhle nur auf den für das Herz und die Lunge nöthigen Raum verengt.

Durch die eigenthümliche Lage und Form der Rippen, durch die Beweglichkeit der Rippenverbindung mit der Wirbelsäule und dem Brustbein, sowie endlich durch die Beweglichkeit des Zwerchfelles ist eine Erweiterung des Brustkastens sowohl von vorn nach hinten, als auch von einer Seite zur andern, sowie endlich von oben nach unten möglich gemacht. Die Vergrösserung des letztgenannten Durchmessers wird vorzüglich durch die Contraction des Zwerchfelles, indem die in die Brusthöhle hineinragende Convexität desselben sich abplattet, bewerkstelligt. Ausserdem wird aber auch der Brustkasten durch äussere Muskeln verlängert.

Während der Einathmung hält nämlich der Muskel *quadratus lumborum* die untern Rippen fest; auf der andern Seite wirken aber mehrere Muskeln in der entgegengesetzten Richtung, und ziehen die Rippen in die Höhe. Da nun auf diese Weise die obern und untern Rippen nach zwei entgegengesetzten Richtungen hingezogen werden, so müssen sich die Rippen von einander entfernen und also der Brustkasten verlängert werden. Die Erweiterung des Brustkastens in die Quere, von einer Seite zur andern, wird durch die Lage und Form der Rippen erklärlich. Werden diese, wie eben erwähnt, gehoben, so drehen sich dieselben an der Wirbelsäule ein wenig, und es wird der Bogen, den die Rippen mit der Wirbelsäule bilden, grösser. Auf dieselbe Weise wird auch der Durchmesser von vorn nach hinten vergrössert, da die vordern Enden der Rippen, die früher mehr nach unten und hinten lagen, sich nach vorn und oben heben.

In diesen nach allen Seiten hin beweglichen Brustkorbe liegen nun das Herz und die Lunge. Die **Lunge** besteht aus einem rechten und einem linken Flügel. Jeder derselben hat ungefähr die Form eines senkrecht durchschnittenen Kegels, dessen Basis auf dem Zwerchfell ruht und dessen Spitze etwas über den obern Rand der ersten Rippe hervorragt. Die äussere convexe Fläche derselben liegt dicht an der innern Fläche der Brustwand an, die innern ausgehöhlten Flächen beider Lungen sind dagegen einander zugekehrt und nehmen das Herz zwischen sich. Durch Einschnitte wird die rechte Lunge in drei, die linke in zwei Lappen getheilt, von denen jeder wiederum in kleine Felder zerfällt, die durch schwärzliche Streifen von einander getrennt sind.

In der Höhe des 3. Brustwirbels theilt sich die **Luftröhre**, ein ungefähr 4 Zoll langer Canal, dessen vordere und seitliche Wand durch 16 bis 26 kreisbogenförmig gekrümmte Knorpelringe gebildet wird, in zwei grosse Aeste, deren jeder sich wieder in so viele Aeste spaltet, als die Lunge Lappen hat. Diese 5 Aeste, an denen die Lungen gleichsam aufgehängt sind, theilen sich wiederholt gabelförmig in kleinere Zweige, bis sie endlich, auf einen ganz geringen Durchmesser angekommen, sich nicht mehr spalten und in 20 bis 40 Bläschen enden.

Ausser diesen nach Millionen zu zählenden feinen Röhrchen und Bläschen, an denen man circuläre Muskelfasern und mit elastischen Fasern durchzogenes Bindegewebe unterscheidet, besteht das Lungengewebe noch aus Blutgefässen und dem verbindenden Zellstoff. Das **Herz**, eine ziemlich frei liegende, nur locker befestigte, vorwaltend muskulöse, ungefähr faustgrosse Anschwellung des Gefässsystems, welche in Form eines seiner Länge nach durchschnittenen, stumpf zugespitzten Kegels im vordern und untern Theile der Brusthöhle, nicht ganz in der Mitte, sondern mit der einen Hälfte ein Wenig mehr nach links liegt, und auf dem Boden der Brusthöhle, dem Zwerchfelle ruht, sendet nämlich das angesammelte venöse Blut durch einen starken Venenstamm nach den Lungen. Dieser spaltet sich sehr bald, gleich der Luftröhre, in zwei Aeste, von denen der eine zur rechten der andere zur linken Lunge geht, um sich kurz vor ihrem Eintritte in dieselben, je nach der Zahl der Lappen, in 3 oder 2 Aeste zu theilen.

Jeder einzelne Ast spaltet sich nun wieder in immer kleinere Zweige, bis diese in ein Capillarnetz übergehend, die Luftröhrenäste umschlingen und bis zur Schleimhaut der Bronchien dringen. So bilden die Lungen zwei schwammige, aus Luftgefässen, Lungenbläschen, Blutgefässen und Zellstoff bestehende Gewebe, von denen jedes überdem von einer serösen Blase (dem Brustfell), welche die innere Fläche der seitlichen Brustwand auskleidet und sich von der Wirbelsäule nach vorn, vom Brustbein nach hinten und vom Zwerchfell nach oben in die Brusthöhle umschlägt, überzogen wird. Da nun im inneren Raume jedes Brustfellsackes nur wenig seröse Feuchtigkeit sich befindet, so sind die Lungen gleichsam in einem luftleeren Raume aufgehängt, und müssen, da sie durch die Pleura mit den Brustwänden und dem Zwerchfell in Verbindung stehen, den Bewegungen der Brustwände folgen, so dass sie bei Erweiterung der Brusthöhle sich ausdehnen und mehr Luft aufnehmen, bei deren Verengerung dagegen sich zusammenziehen und Luft austreiben.

Diese Construction und Thätigkeit der Lungen bedingt nun den für das Bestehen des Organismus höchst nothwendigen Act des Ein- und Ausathmens. Beim Einathmen erweitert sich die Brusthöhle in der oben angegebenen Weise sowohl in ihrem Quer- als Längendurchmesser. Hierdurch werden die Lungen veranlasst, sich ebenfalls nach vorn und nach den Seiten, sowie nach unten hin auszudehnen, wovon die nächste Folge ein stärkeres Zuströmen von atmosphärischer Luft in dieselben sein wird. Beide Momente, die Erweiterung der Lungen und ihre stärkere Füllung mit Blut erfolgen gleichzeitig, und dies hat wiederum zur Folge, dass wegen Erweiterung der Lungenzellen auch die Capillaren der Lungen in den Stand gesetzt werden, sich etwas zu erweitern und eine grössere Quantität Blut aufzunehmen. Somit gleicht der Act des Einathmens einer Saugpumpe, welche gleichzeitig Luft und Blut nach den Lungen zieht, um durch das Zusammenführen beider Elemente weiter unten in Betracht zu ziehende Prozesse zu ermöglichen.

Bei beginnender Ausathmung erschlaffen die contrahirten Inspirationsmuskeln, die ausgedehnten, elastischen Theile der Thoraxwandungen und der Lungenzellen ziehen sich zusammen, die Rippen gehen in ihre vorige Lage zurück, das Zwerchfell steigt nach oben. Hierdurch wird der Thoraxraum verkleinert und es muss ein gleiches Volumen Luft wieder aus den Lungen austreten, als bei dem Acte des Einathmens eingetreten war.

Indess darf man den Lungen hierbei keineswegs eine gewisse Selbstständigkeit der Bewegung und Mitwirkung beim Athmungsgeschäft absprechen. Schon der Umstand, dass wir eine geraume Zeit, wenn auch unvollkommen, nur mittels der Lungen, das heisst ohne dabei stattfindende Erweiterung des Brustkastens, zu athmen vermögen, beweist, dass die in die Luftwege der Lungen eingewebten Muskelfasern sich ebenfalls an dem Athmungsgeschäfte betheiligen. Ebenso haben auch verschiedene Experimente, wobei man den *Nervus vagus* galvanisch reizte, eine gewisse selbstständige Bewegung der Lungen dargethan, sowie verschiedene krankhafte Zustände der Lungen, wie es z. B. bei den asthmetischen Beschwerden der Fall ist, diese Thatsache hinlänglich bestätigen.

So geht der Act des Ein- und Ausathmens aus der Thätigkeit einer Menge theils am Brustkasten und in der Brusthöhle, theils in der Luftröhre und in den Lungen sich befindlichen Muskeln hervor. Fragen wir aber nach der Aufgabe des Athmens, so besteht dieselbe eines Theils in der Aufnahme von Sauerstoff in den Organismus, anderntheils in der Ausscheidung gasförmiger Producte, insbesondere der Kohlensäure. Durch den Hinzutritt der an Sauerstoff reichen atmosphärischen Luft, wird in den Lungen vom Blute Sauerstoff aufgenommen, dieser geht mit dem Blut ein dem Arterienstrome weiter bis in die Haargefässe des Körpers, kommt hier mit der Kohle des Blutes in innige Berührung und bildet mit ihr Kohlensäure, die mit dem Venenblute zu den Lungen geführt und hier ausgeschieden wird.

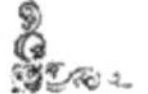

Dieser Austausch der Stoffe mit der Atmosphäre ist nun ein nothwendiges Bedürfniss für das Blut, und zwar nicht allein in sofern als es durch Ernährung und Absonderung dunkel geworden ist und seine ernährende und belebende Kraft zum grössten Theil verloren hat, sondern auch weil ihm kurz vor Eintritt in das Herz und die Lungen Chylus und Lympfe beigemischt sind, welche Flüssigkeiten einer Umwandlung bedürfen und verlangen. Das Blut wird durch das Athmen hellroth, scharlachfarbig, — es gewinnt an Sauerstoff, zum Theil auch an Stickstoff, und verliert an Kohlenstoff, es wird leichter und seine Stoffe scheiden sich bei der Gerinnung reiner aus. Das Athmen ist daher gleichsam ein chemischer Hergang, welcher darauf beruht, dass Blut und Luft in Hinsicht auf ihre Bastandtheile sich in ein gewisses Gleichgewicht zu einander setzen, dass also die Atmosphäre Kohlensäure aus dem Blute, und dieses Sauerstoff aus jener anzieht, gleichwie zwei verschiedene, durch eine Blase von einander getrennte Gase einander anziehen und sich mischen.

Venöses Blut röthet sich auch ausserhalb des lebenden Körpers an der Luft, und es kommen daher der nothwendigen Umwandlung des Blutes alle die Bewegungen zur Hülfe, welche eine stete und erneuerte Berührung von Blut und Luft bewirken, wie es eben bei dem Athmungsprocesse der Fall ist.

Während nun die Bildung anderer Nahrungsstoffe des Blutes durch die Verdauung langsam vor sich geht, erlangt das Blut durch die Athmung im Nu seine belebende Qualität, um dieselbe dann in Berührung mit andern Organen ebenso schnell wieder zu verlieren. Es ist daher auch das Bedürfniss von Luft und Nahrung sehr verschieden. Können wir etwa 3 Tage ohne alle Nahrung aushalten, so nicht 3 Minuten ohne alle Luft; denn wird der Zutritt der Luft zu den Athmungsorganen abgehalten, z. B. unter Wasser oder bei Zusammenschnürung des Halses, oder wird eine zum Athmen untaugliche Luftart, z. B. Kohlendunst aufgenommen, so entsteht, wie nach starkem Blutverluste, zunächst Scheintod, welcher, wenn nicht bald atmosphärische Luft eingeführt wird, in wirklichen Tod übergeht. Und wie der Letztere unausbleiblich erfolgt, wenn der Organismus kein Blut zu erzeugen vermag, so tritt derselbe auch dann ein, wenn das Athmen durch Lähmung oder mechanische Beschränkung aufgehalten wird, und zwar weil dann kein hellrothes, arterielles, sondern nur dunkles, venöses, zur Unterhaltung des Lebens untaugliches Blut durch die Körperarterien den verschiedenen Organen zugeführt wird.

Hieraus ist zu ersehen, wie nachtheilig jede Abnormität in dem Athmungsgeschäft auf den Gesammtorganismus einzuwirken im Stande ist; und wenn die Athmungsbewegungen nur bis zu einem gewissen Grade von unserm Willen abhängig sind, so ist dieser Umstand als eine weise Einrichtung der Natur zu betrachten, denn nur das arterielle, hellrothe Blut steht zu dem Gesammtorganismus in einem solchen Verhältniss, dass es theils das geeignete Material zur Ernährung und Absonderung abgiebt, theils überall eine entsprechende Lebensthätigkeit hervorruft, als Reiz wirkt, und sowohl dem Bedürfniss des plastischen wie animalen Leben entspricht; nur bei gehörigem Athmen und diess in reiner, sauerstoffreicher Luft wird der nothwendige Wechsel zwischen den beiden Blutsäulen statthaben, denn wird das dunkle Blut beim Einathmen durch die Luft stärker nach den Lungen gezogen, so wird das hellroth gewordene Blut, da es durch die Berührung mit der Atmosphäre gesättigt ist, von den seiner bedürftigen Organen mächtiger angezogen werden, und verstärkt nach den Körperarterien und ihren Enden strömen.

Ehe wir jedoch auf die manchfachen Störungen im Athmungsgeschäft und Erkrankungen der dabei thätigen Organe eingehen, haben wir noch dem Herzen und seinen Functionen einige Aufmerksamkeit zu schenken. Das Herz, gleichsam ein hohler Muskel, besteht aus rothen Muskelfasern, welche, dicht neben einander gelagert, mehrere in verschiedenen Richtungen verlaufende Schichten bilden. Seine Höhle wird durch eine in seiner ganzen Länge sich erstreckende Scheidewand in zwei seitliche Hälften, eine rechte mehr nach vorn liegende, und eine linke mehr nach hinten liegende getheilt. Jede Hälfte wird durch eine als unvollkommene Querscheidewand zu betrachtende Verengerung in zwei der Länge nach auf einander folgende, mit einem Eingange und einem Ausgange versehenen Höhlen, die Vorkammer und die eigentliche Kammer, getheilt.

Das Herz enthält sonach vier Hohlräume, von denen je zwei, auf derselben Seite der Querscheidewand liegend, mit einander communiciren, während die auf verschiedenen Seiten liegenden nicht in directer Verbindung mit einander stehen. Die gemeinsame Aderhaut, welche beiderlei Höhlen wie eine Tapete auskleidet, bildet jedoch, als ob sie für die Wandung zu lang wäre, an dem Eingange der Vorkammer in die Kammer eine in letztere hineinragende Klappe, welche mittels Muskelbündel sich schliesst und den Rücktritt des Blutes verhindert. Von diesen 4 Räumen empfängt die rechte Vorkammer das dunkle, mit Lympfe und Chylus vermischte Venenblut der untern und obern Hohlvene, und treibt dasselbe in die rechte Kammer des Herzens. Diese stösst jedoch das Blut in die hier entspringende Arterie, welche das Blut nach den Lungen führt. Nachdem dasselbe sich hier in feinen Capillaren vielfach vertheilt und die eben erwähnte Umwandlung erfahren hat, kehrt dasselbe, sich in immer grössern Zweigen sammelnd, durch einen starken Venenstamm in die linke Vorkammer des Herzens zurück, um, aus diesen in die linke Kammer gelangt, von hier aus gereinigt und geläutert nach allen Theilen des Körpers gebracht und geführt zu werden.

Diese Thätigkeit des Herzens beruht auf einer abwechselnden Verkürzung und Verlängerung seiner Muskelfasern. Da diese seine Höhlen von allen Seiten umlagern, und in allen Richtungen durchkreuzen, so muss dasselbe bei ihrer Verkürzung zusammengezogen, kürzer und schmäler, seine Höhle enger, mithin das darin enthaltene Blut gepresst und nach einem Ausgange hin getrieben werden. Bei der Verlängerung der Muskelfasern tritt die Ausdehnung des Herzens ein, wobei dasselbe breiter und länger wird und seine erweiterte Höhle sich mit Blut füllt. Dieser Wechsel der Bewegung erfolgt rhythmisch, und zwar in den gleichnamigen Theilen

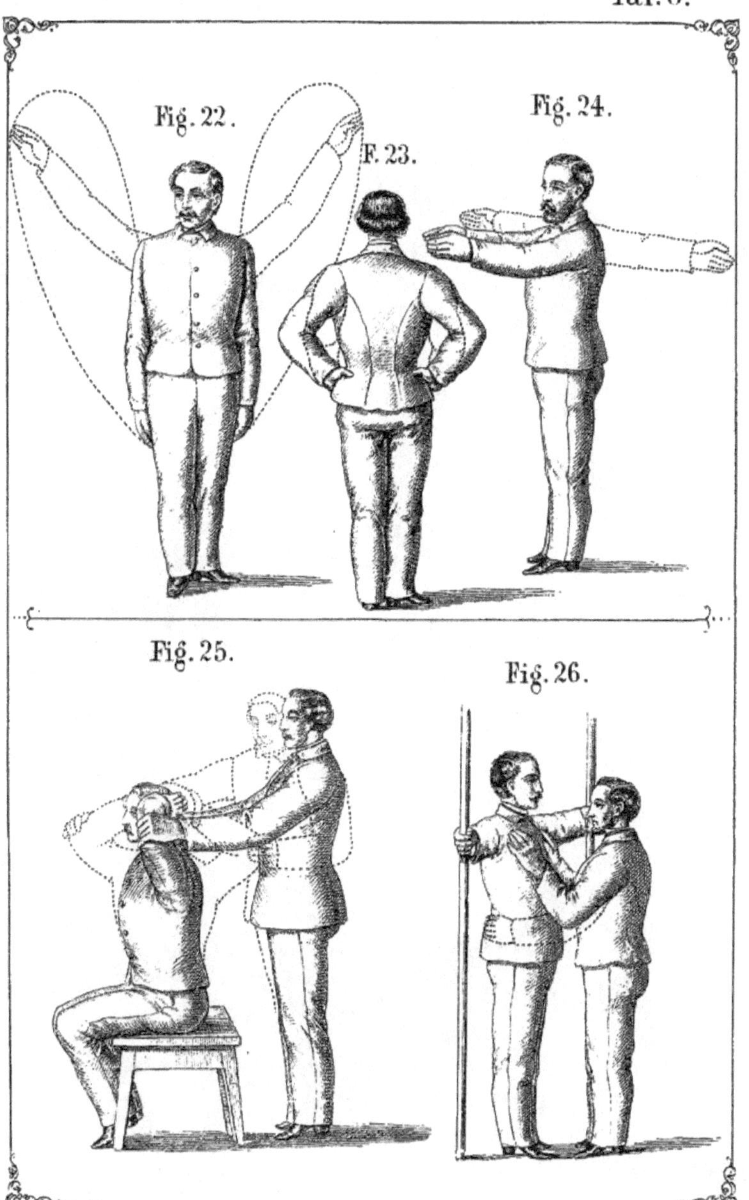
Fig. 22.
F. 23.
Fig. 24.
Fig. 25.
Fig. 26.

beider Seitenhälften gleichzeitig, in den der Länge nach an einander liegenden Theilen, der Vorkammer und Kammer jedoch in einer Zeitfolge, die aber so ungemein schnell ist, dass man sie kaum zu unterscheiden vermag.

Die Kammern sind bestimmt, das Blut durch die Arterien in alle Organe zu treiben, während die Vorkammern nur Sammelpunkte desselben abgeben, und durch ihre Zusammenziehung seine Verbreitung durch den ganzen Körper nur vorbereiten und vermitteln. Legt man die Hand an den vordern Theil der linken Seite der Brust zwischen dem fünften und sechsten Rippenknorpel an, so fühlt man den Schlag des Herzens, d. h. den durch dessen Zusammenziehung und Ausdehnung bewirkten Stoss gegen die Brustwand. Die Thätigkeit des Herzens ist eine unwillkürliche, d. h. die Herzbewegung ist gleich der peristaltischen Bewegung des Darmkanals unserm Willen gänzlich entzogen, obschon es möglich ist, durch willkürliche Bewegungen, erhitzende Getränke etc., wodurch die Blutcirculation beschleunigt wird, auch die Thätigkeit des Herzens zu beschleunigen und den sogenannten Herzschlag zu vermehren. —

Nachdem wir den Bau und die den Brustorganen obliegenden Functionen kennen gelernt haben, bleibt uns noch übrig nach den Ursachen eintretender Störungen in dem wichtigen Geschäft dieser Organe, sowie nach den verschiedenen Erscheinungen ihrer Erkrankung zu fragen.

Wie aus vorstehenden Betrachtungen zu ersehen, machen auch hier Muskeln das wesentliche und eigentliche Element der Thätigkeit des Herzens und der Lunge aus. Muss nun auch zugegeben werden, dass die Qualität der eintretenden Luft und epidemische Einflüsse Abnormitäten in den Functionen der Lunge herbeiführen können, dass insbesondere Extreme bezüglich der Temperatur der einzuathmenden Luft entzündliche Zustände sowohl in den Lungen als in den dieselben umgebenden Schleimhäuten hervorzurufen vermögen, dass durch das Eindringen fremder Stoffe, durch übermässige Anstrengungen etc. Lungenblutungen, durch falsche Blutmischung oder Blutzersetzungen etc. krebsartige Entartungen in Herz und

Lunge, durch andere bekannte oder unbekannte Ursachen, Herzbeutel- und Brustwassersucht, Herzerweichung und wie sonst noch diese abnormen Zustände alle heissen mögen, sich bilden können, so sind doch alle diese Krankheiten um somehr als Ausnahmen in der Zahl der Brustbeschwerden zu bezeichnen, als ein grosser Theil derselben nicht in der Organisation dieser Organe selbst, sondern mehr in der Constitution des Gesammtorganismus begründet liegen.

Wir sehen daher hier von diesen rein entzündlichen Zuständen, welche alle Organe mehr oder weniger befallen können, ab, und lenken unsere Aufmerksamkeit vielmehr auf diejenigen Erkrankungen, welche in der Organisation und eigentlichen Thätigkeit des Herzens und der Lungen, sowie in dem Baue und den Functionen des dieselben umschliessenden Brustkastens ihren Ausgangspunkt finden.

Hierher gehören Engbrüstigkeit, sowie alle, sei es durch Verengerung und Verunstaltung des Thorax, oder durch Erlahmung und Erschlaffung der bei der Respiration und Herzthätigkeit mitwirkenden Muskeln entstandenen Folgekrankheiten wie: Brustbeklemmungen, Herzbeengungen, Athemnoth (Asthma), Lungenemphysem, Verdünnung und Abnahme der Muskelsubstanz des Herzens oder Verdichtung, Verfettung und Vergrösserung derselben (Herz-Atrophie und Hypertrophie), sowie endlich alle jene krankhaften Zustände, welche in mangelhafter und anomaler Absonderung der Schleimhäute ihren Ursprung finden, wie es bei Brustverschleimung, bei chronischen Catarrhen der Luftwege, bei beginnender Lungentuberculose etc., der Fall ist.

Fragen wir nach der Ursache, welche diese obengenannten krankhaften Zustände, die man im Allgemeinen mit dem Namen der Brustbeschwerden zu bezeichnen pflegt, hervorzurufen vermögen, so ist zunächst Alles in Betracht zu ziehen, was überhaupt die freie und volle Thätigkeit des Herzens und der Lungen beeinträchtigt. Vor Allem ist daher enge Kleidung, von der das leidige Corset oder die Schnürbrust den Culminationspunkt bildet, zu erwähnen *).

Bedenkt man, dass die Erweiterung des Brustkastens nach allen Dimensionen das erste Bedingniss einer normalen Respiration ist, dass Herz und Lunge nur dann ihre volle Thätigkeit zu entfalten vermögen, wenn eben die sie umschliessende Hülle in keiner Weise daran hindert, dass überhaupt der nöthige Raum das erste und Grundbedingniss alles Lebens und aller Thätigkeit ist, so ist leicht einzusehen, wie geradezu widersinnig und unbedingt nachtheilig jede mechanische Beschränkung des Brustkastens sein muss.

Sicherlich wird schon durch das feste Umwickeln der Säuglinge mit der oft schon an und für sich ziemlich schweren Nabelbinde der Grund zu Brustkrankheiten gelegt, denn erwägt man, dass einerseits das Knochengerüst des jungen Weltbürgers noch weich und biegsam ist, dass sich gerade in diesem Alter der Körper des Kindes und mit ihm auch der Brustkasten von Tag zu Tag mehr und mehr entwickelt, dass die Lungen durch das Schreien der Kinder, vielleicht gar um dieselben zu stärken und zu kräftigen, oft sehr in Anspruch genommen werden, so liegt es nahe, dass das Umwickeln des Brustkastens, wobei oft gar noch die Arme mit in diese Bandage hinein gebunden und an den Brustkasten angedrückt werden, allemal die freie und normale Entwickelung des Brustkastens und mit ihm die in ihm liegenden edlen Organe hemmen muss.

Ist es daher bei dieser, dem grössten Unverstande entsprungenen Hebammenmode, der später, wo die Knochen derber und fester werden, Corsets und Schnürleiber mit Stahl und Fischbein folgen, zu verwundern, wenn Brustschwäche und Engbrüstigkeit zur Tagesordnung und der sogenannte *Habitus phthisicus*, zu deutsch: lungenschwindsüchtiger Brustbau — langgestreckter Hals,

*) Ausführliches hierüber, so wie namentlich auch über gute und schlechte Beschaffenheit der Corsets findet man in dem Werke: „Die menschliche Kleidung vom Standpunkte der Gesundheitspflege und Aesthetik, von H. Klemm jun.“ Dresden H. Klemm's liter.-art. Anstalt und Verlagshandlung. Preis 3/4 Thlr.

platte vorn zusammengedrückte, enge, mehr cylindrisch als conisch geformte Brust, krumme nach vorn gebeugte Haltung, lange aber hagere Extremitäten etc. und mit ihnen Kurzathmigkeit, wobei das Athemholen zwar häufig, aber nicht tief geschieht, immer allgemeiner wird.

In der That, wir belächeln in stiller Bedauerung die Chinesen, welche die Füsse ihrer Kinder, in denen wenigstens keine edlen Organe liegen, schon frühzeitig in enge Schuhe zwengen, damit dieselben, wegen Mangel an freier Entwicklung, klein bleiben sollen, und lassen zu, dass Kinderfrauen und Hebammen mit der Brust unserer Kinder, in der die edelsten Organe liegen, ein Gleiches thun, wir bitten Gott täglich „um gesunde Kinder“ und behindern die freie Entwickelung der edelsten Organe derselben durch alberne Modenachäfferei, deren Folge, wenn nicht früher Tod, so doch lebenslängliches Siegthum sein und werden muss.

Denn wie ist es möglich, dass die Lungen sich in normaler Weise gestalten können, wenn die sie umgebende Hülle verunstaltet ist; wie ist es möglich, dass die Functionen der Lunge und des Herzens in vollkommener Weise sich entwickeln können, wenn wegen Zusammenpressung des Brustkorbes die Erweiterung desselben, die erste Bedingung zur Erweiterung und zur vollen Thätigkeit der Lungen und des Herzens, unmöglich gemacht ist? — Gewiss ist der Grund von vielen oft geradezu unheilbaren Krankheiten der Lungen und des Herzens in der frühzeitigen Unterdrückung der räumlichen Ausbildung des Brustkorbes zu suchen, und vergegenwärtigt man sich, dass das Athemholen nur bei Hebung und hierdurch herbeigeführter Rotation der Rippen vollständig erfolgen kann, so möchte man die Mutter, welche irgend welche Behinderung dieser Function des Brustkastens an ihrem Kinde zulässt, bedauern, so möchte man jener Jungfrau, die ihre von Gott verliehene menschliche Gestalt mittels Corset in die Form einer Wespe zwingt, zurufen: Giebt es kein anderes Mittel, um sich zeitlebens unglücklich zu machen! Wahrlich, wäre es nothwendig, um schön zu erscheinen und schön zu werden, wäre es nothwendig, um sich aufrecht zu erhalten — der allweise Schöpfer hätte uns gewiss Wickelschnur, Stahl und Fischbein mit auf die Welt gegeben! —

Als nächste Ursache der heut zu Tage leider nur zu häufig auftretenden Brustkrankheiten ist ferner auch die sitzende Lebensweise, so wie die, mit dieser in grellem Widerspruch stehende ungewohnte, übermässige Körperanstrengung zu betrachten.

Beobachten wir nur einmal das Heer der Stubensitzer, gleichviel ob Gelehrte oder mit mechanischen Arbeiten beschäftigte Schreiber, Schneider, Weber etc., ob in angenehme Lectüre versunkene Salon-Damen oder arme Näherinnen, und es kann nicht fehlen, das Unnatürliche dieser Lebensweise zu erkennen. Abgesehen davon, dass alle Diejenigen, welche eine sitzende Lebensweise führen, schon hierdurch an regelmässigen Körperbewegungen, welche sämmtliche Organe und mit diesen auch Herz und Lunge in erhöhte Thätigkeit versetzen, vielfach behindert sind, so ist doch das anhaltende Sitzen, selbst wenn dasselbe mit vollkommen aufgerichteten Oberkörper geschieht — wer vermöchte aber den Oberkörper 4—5 Stunden senkrecht aufrecht zu erhalten — allemal als nachtheilig für Brust und Unterleib zu bezeichnen.

Denn schon dadurch, dass beim Sitzen der Oberkörper mit dem Unterkörper einen Winkel bildet, dessen Einknickung nach den edeln Theilen hinliegt, werden letztere zusammengepresst.*) — Kommt nun noch dazu, dass in dieser Stellung, sei es durch Erschlaffung der Rückenmuskeln, der Oberkörper über kurz oder lang in sich zusammensinkt, dass wir, um zum Exempel zu schreiben, vielleicht auch wegen Kurzsichtigkeit genöthigt sind, den Kopf und mit ihm die Brust nach vorn zu neigen, oder wegen vor uns liegender hoher Gegenstände, Bücher etc. nach vorn zu langen und die Brust an den Gegenstand oder an die Kante des Tisches, an dem

*) Hiervon kann man sich überzeugen, wenn man im Stehen den Oberkörper in dieselbe Lage zum Unterkörper bringt, als es im Sitzen der Fall ist, d. h. den Oberkörper nach vorn beugt, oder wenn man am Schreibtisch sitzend, aus voller Brust Athem holen will.

wir sitzen, anzudrücken, so müssen hieraus nicht nur für Magen und Darmcanal, sondern auch für die Brust und deren Organe die grössten Nachtheile entspringen.

Das Zwerchfell vermag, wegen schon stattfindender Zusammenpressung der Eingeweide, nicht dieselben noch mehr zusammenzupressen und somit sich abzuplatten und nach unten zu steigen, die Rippen, insbesondere die unteren, vermögen wegen ihrer zusammengedrückten und übereinandergeschobenen Lage nicht sich zu heben und so den Brustkasten zu erweitern. — Werden wir nun schon an und für sich beim Stillsitzen weniger zu kräftigen Athemzügen veranlasst, so werden die daraus entspringenden Nachtheile um so mehr hervortreten als wegen mechanischer Behinderung des Zwerchfelles und der Hebung der Rippen den Lungen noch weniger Veranlassung und Raum zu ihrer Erweiterung gegeben wird. Dieselben vermögen nur unvollkommen sich aufzublähen und der äussern Luft, welche obendrein in Expeditionen, Schulen etc. nicht allemal von der besten Qualität ist, in allen Theilen Thor und Thür zu öffnen.

Die hieraus nothwendig entspringenden übeln Folgen sind, wenn sich dieselben nicht schon tagtäglich an Tausenden von Stubenhockern unsern Augen präsentirten, aus vorstehenden kurzen Erörterungen über den Bau und die Functionen der Brustorgane leicht zu erkennen. Das Zwerchfell und die Inspirationsmuskeln, welche eben nicht zur vollen Ausübung ihrer Function zu gelangen vermögen, erlahmen und verlieren ihr Contractionsvermögen, vollständige Athemzüge werden nach und nach immer schwieriger, bis solche endlich mit Brustbeklemmungen und Brustschmerzen auftreten oder gar ein Ding der Unmöglichkeit werden. Ein Gleiches ist mit den in die Lungenzellen eingewebten Muskelfasern der Fall. Dieselben verlieren insbesondere in den Theilen der Lunge, welche wegen Mangel an Raum mit der äussern Luft wenig oder gar nicht in Berührung kommen, ihre Elasticität, sie fallen entweder zusammen oder erschlaffen.

Hieraus bilden sich aber jene schlimmen Lungenkrank-

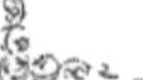
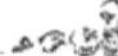

heiten, welche man im Allgemeinen als Athmungsbeschwerden, je nach ihren Symtomen als Asthma oder Emphysem bezeichnet. Die Blutgefässe der Lungen, welche, wie wir oben gesehen, durch die Erweiterung der Lungenzellen ebenfalls in den Stand gesetzt werden, sich zu erweitern und eine grössere Quantität Blut aufzunehmen, werden durch das unvollkommene Athemholen aber ebenfalls hieran behindert, das Blut wird demnach nicht nur unvollständig nach den Lungen gezogen, sondern es vermag auch wegen zu geringer Ausdehnung der Lungenzellen und Capilaren sich nicht von allen auszuscheidenden Stoffen zu befreien, und die aufzunehmenden hinlänglich zu erlangen. Es entsteht ein unreines, wenigstens an Sauerstoff armes Blut, von dem das bleiche Aussehen aller Stubenhocker sicheres Zeugniss giebt.

Ein solches Blut wird aber nicht nur die Ernährung und Thätigkeit der Bewegungsorgane beeinträchtigen, sondern auch, da die Lungen selbst aus ihm den Quell ihres Lebens schöpfen müssen, das Bestehen derselben um so sicherer untergraben, als dasselbe, durch das unvollständige freie Athmen an reger Circulation in den Lungen behindert, zu Störungen, Belästigungen und abnormen Ausscheidungen manchfacher Art Veranlassung geben wird.

Wir erwähnen hier nur die unsern Büreauisten und Comptoristen, sowie allen Handwerkern, die eine sitzende Lebensweise führen, so gern befallenden chronischen Brust-Katarrhe, Verschleimungen der Lunge und Tuberkelablagerungen, obschon diese wahrheitsgetreue Auffassung auch die Annahme gestattet, dass viele organische Veränderungen des Herzens und der Lungen nur die unausbleiblichen Folgen einer vernachlässigten Cultur des Athmungsgeschäfts, sowie einer unterdrückten und durch mechanische Behinderung hervorgerufenen Beeinträchtigung der normalen Thätigkeit der Lungen und des Herzens sind und sein können.

An all' diesen Nachtheilen, welche wegen mechanischer Beschränkung und unvollständigen Athmens, die unausbleiblichen Folgen der sitzenden Lebensweise sind, wird aber auch das Herz um so mehr regen Antheil nehmen, als die Functionen desselben mit den Functionen der Lungen im innigsten Zusammenhange stehen. Abgesehen von der mechanischen Beschränkung, welche insbesondere bei krummem Sitzen auch das Herz erleiden wird, so haben wir in den oben angestellten Betrachtungen schon darauf hingewiesen, dass durch die Einwirkung der äussern Luft das Blut nach den Lungen strömt und nach dem Orte seiner Reinigung gezogen wird. —

Um so weniger dies nun bei unvollständigem Athmen der Fall sein wird, um so mehr wird das Herz, um das träger strömende Blut einerseits nach den Lungen, andererseits nach den übrigen Theilen des Körpers zu treiben, sich entweder in fieberhafter Thätigkeit aufreiben, oder da es von einer Haupttriebfeder verlassen ist, ebenfalls erlahmen. — Das an und für sich schon nicht gehörig geläuterte Blut wird sich entweder im Herzen ansammeln und zur Verfettung oder zu Vergrösserung, Erweiterung und Verdünnung des Herzmuskels Veranlassung geben, oder es wird, die zu seiner Restauration nöthigen Stoffe im Blute nicht findend, Abnahme der Muskelsubstanz des Herzens eintreten.

So erklären sich mehr und mehr alle jene Krankheiten des Herzens und der Lungen, welche insbesondere in der Lebensweise unserer Tage ihren Ursprung finden. Kommt nun eine Aufregung irgend welcher Art hinzu, sei es Schreck, Angst, Zorn etc., seien es übermässige und ungewohnte Körperanstrengungen, welche Umstände das Blut zu einer schnellen Circulation in den Adern zwingen, so kann der Uebergang der Brustbeschwerden in wahre, entzündliche und acute Lungen- und Herzkrankheiten nicht ausbleiben.

So sehr gerade denen, die eine sitzende Lebensweise führen, regelmässige Körperübungen anzurathen sind, so sehr sind dieselben aber auch gerade vor übermässigen Körperanstrengungen zu warnen. — Wie schwer wird aber gerade in dieser Beziehung von den Stubensitzern gesündigt!

Durch das sich ihnen aufdrängende Bedürfniss nach Bewegung behufs der nothwendigen Ausgleichung der Folgen des vielen Sitzens,

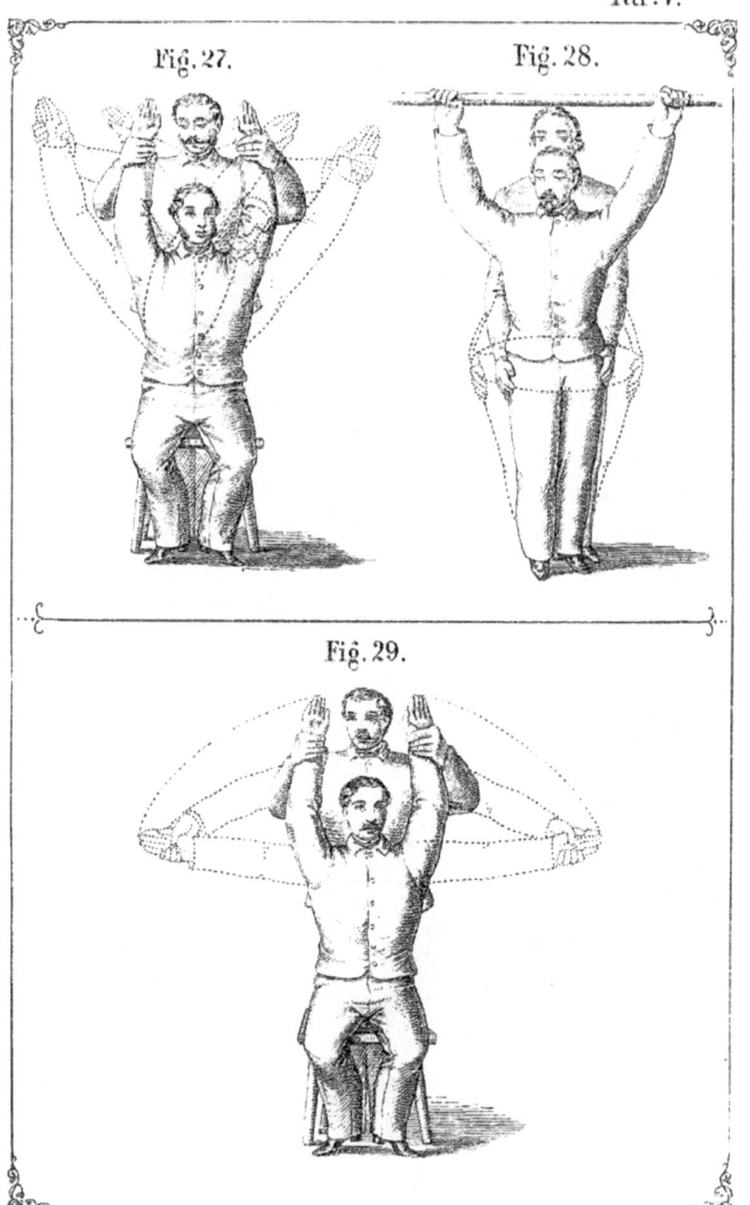

Fig. 27. Fig. 28. Fig. 29.

oder durch den Rath guter Freunde veranlasst, kommt es nur zu häufig vor, dass solche Personen nach wochenlangem Sitzen in das Extrem verfallen. — Da werden anhaltende Fusspartien mit einer Hast und Eile unternommen, die wohl mit ihren angesammelten Kräften, nicht aber mit ihrer bisherigen Lebensweise in Einklang zu bringen sind, da werden Bälle besucht, auf denen die tollsten Rundtänze unausgesetzt bis am frühen Morgen ausgeführt werden, da geht es nach Wochen einmal auf den Turnplatz, um die sich einstellenden Brustbeklemmungen durch Heben schwerer Gewichte, durch anhaltende Dauerläufe etc. zu verscheuchen, oder durch starke Arm- und Brustübungen an Reck und Barren die eingefallenen Brustwände wiederum auseinander zu zerren etc.

Alles recht schön! und es wäre gewiss zu wünschen, dass gerade von denen, die eine sitzende Lebensweise zu führen genöthigt sind, den geregelten Körperübungen eine viel grössere Aufmerksamkeit geschenkt würde, doch Alles mit Maass und Ziel, und dies zwar um so mehr, je mehr eben die sitzende Lebensweise Veranlassung zu Brustbeschwerden wurde. Denn wie ist es möglich, dass Muskeln, die in Folge des Sitzens und einer unthätigen Lebensweise erschlafft sind, sofort eine solche Anstrengung aushalten, wie ist es möglich, dass die in Folge mangelhaften Athmens wochenlang in Unthätigkeit gebliebenen Athmungsmuskeln, dass eine durch anhaltendes Einschnüren oder anhaltendes Krummsitzen verengte Brust, dass Lungen, welche längere Zeit nicht vollständig aufgeblasen und in allen Theilen mit Luft erfüllt wurden, dass das Herz, welches einer energischen Thätigkeit und raschen Blutbeförderung entwöhnt ist, ohne Nachtheil auch einmal die grössten Anstrengungen ertragen sollen?

Sicherlich sind solche Extreme oft Ursache zur Ausbildung so mancher Brustkrankheiten, während der an eine sitzende Lebensweise Gewöhnte im Gegenfalle noch lange sich seiner, wenn auch nicht gerade herculischen Brust, erfreuen konnte; und lieber würde ich der durch eine Schnürbrust zur reizenden Puppe gewordenen Dame anrathen, nicht zu tanzen, lieber würde ich dem hastig aus der Expedition nach seiner Wohnung oder nach dem Bierkrügel rasenden Calculator anrathen, sich Zeit zu nehmen und dabei in recht vollen Zügen, langsam und gemessen die frische Luft einzuathmen, den jungen Expedienten, recht vorsichtig zu turnen, und die schweren Brust- und Armübungen, welche zu viel Blut nach den Lungen ziehen und Veranlassung zur Brusterweiterung geben können, ganz wegzulassen!

Sie fragen, freundlicher Leser, wie ist es möglich, Brustkrankheiten durch Gymnastik zu heilen, da gerade starke Bewegungen bei Brustschwachen Brustkrankheiten erzeugen können? — In der That scheint hier ein Widerspruch zu liegen, doch es ist ein grosser Unterschied zwischen den dem Einzelfall genau angepassten heilgymnastischen Bewegungen und den übermässigen Anstrengungen, und es möge in Nachfolgendem der Beweis geführt werden, inwiefern es möglich ist, durch Heilgymnastik sogenannte Brustbeschwerden zu heben und zu beseitigen.

Schon der Umstand, dass sowohl in dem Athmungsgeschäft als in der Herzthätigkeit Muskeln das wesentliche Element ausmachen, so wie die eben erörterten Thatsachen, dass insbesondere Beschränkung der freien und ungehinderten Thätigkeit der hier wirkenden Muskeln das Hauptmoment der Erkrankungen der Brustorgane abgeben, giebt uns den Fingerzeig, dass unser Hauptaugenmerk bei Heilung dieser Leiden zunächst auf Beseitigung der störenden Einflüsse, sodann aber auf Bethätigung des Muskelsystems und insbesondere der, sei es durch mechanische Beschränkung, sei es in Folge der mangelnden Thätigkeit und Uebung, erschlafften Brustmuskeln gerichtet sein muss.

Wir haben schon in unsern allgemeinen Erörterungen dargelegt, dass überhaupt durch Bewegungen die Blutcirculation und mit ihr die Herzthätigkeit und Respiration angeregt werde, dass in unserm Körper Alles Mittel und Zweck zugleich sei und die Stärkung und Kräftigung der willkürlichen, unserm Willen unterworfenen Muskeln ohne Zweifel einen stärkenden und belebenden

Einfluss auf die unwillkürlichen, unserm Willen nicht unterworfenen Muskeln, wohin z. E. auch das Herz und das Zwerchfell gehören zur Folge habe.

Ist uns schon hierdurch ein schätzbares Mittel an die Hand gegeben, auf die geschwächte Thätigkeit des Herzens und der Athmungsorgane einen günstigen Einfluss auszuüben, so wird dieselbe noch durch den Umstand erhöht, dass die Athmungsmuskeln zum grossen Theil unserm Willen unterworfen sind, wie die Thatsache, dass es in unserm Willen liegt, das Athmen zu beschleunigen oder zu verzögern und auf manchfache Weise zu modificiren, hinlänglich bestätigt. Hierdurch ist uns die Möglichkeit gegeben, durch methodische Uebungen und specifische Bewegungen, wie solche eben die Heilgymnastik in Anwendung bringt, je nach dem vorliegenden Falle, nicht nur auf die in die Lungenzellen eingewebten Muskelfasern, sondern auch auf die am Brustkasten, an und zwischen den Rippen liegenden Athmungsmuskeln, sowie auf die überhaupt an den Brustkorb sich ansetzenden Brustmuskeln einen ganz directen Einfluss auszuüben.

Die Erfahrung hat es sattsam erwiesen, dass die Knochen dem Zuge der Muskeln folgen. Da nun an der äussern Seite des Brustkorbes verschiedene Muskeln liegen, welche sich zum Theil an das Brustbein, die Rippen und den Oberarm, zum Theil an die Rippen und das Schulterblatt oder Schlüsselbein ansetzen, so werden die Folgen einer öftern und wiederholten Bethätigung dieser Muskeln in der Weise, dass sie die an und für sich durch ihren Bau nachgiebigen Rippen nach aussen ziehen, nicht ausbleiben. Die Rippen werden dem Zuge dieser Muskeln folgen, die durch wiederholte Bethätigung gekräftigten Muskeln werden sich kräftiger contrahiren, der Brustkasten sich dadurch erweitern und wölben*). — Dies wird um so sicherer und rascher geschehen, wenn mit sol-

*) Messungen von einerin solcher Weise vollzogenen Brusterweiterungscur, verglichen mit Messungen während einer solchen, ergeben oft schon nach 4 bis 6 Wochen eine Zunahme des Brustumfanges von 1 bis 2 Zoll, wovon allerdings auch ein Theil auf Zunahme des Muskelvolumens zu bringen ist.

chen Bewegungen sowohl gleichzeitig als auch abwechselnd tiefe Inspirationen, in letzterm Falle in solchen Stellungen, welche den Brustkasten schon an und für sich etwas erweitern, vollzogen werden.

Hierdurch wird aber nicht nur die Wirkung der von aussen thätigen Muskeln unterstützt, sondern es werden auch die im Innern des Brustkastens und zwischen den Rippen liegenden Muskeln, so wie die in die Luftwege und Lungenzellen eingewebten Muskelfasern gleichzeitig zu regerer Thätigkeit veranlasst, wovon wiederum eine günstige Einwirkung auf das gesammte Athmungsgeschäft nicht ausbleiben kann.

Ist uns hierdurch die Möglichkeit gegeben, eine enge Brust auf diese Weise durch fortgesetzte methodische Uebungen zu erweitern, so ist uns nicht allein die Möglichkeit an die Hand gegeben, die in Folge enger, schwacher, flacher oder eingedrückter und verunstalteter Brust auftretende mechanische Behinderung der Thätigkeit des Herzens und der Lunge und alle daher stammenden Beschwerden zu beseitigen, sondern auch die in Folge fortgesetzter und übermässiger Anstrengung und Dehnung der Brustmuskeln entstandene sogenannte Weitbrüstigkeit durch entgegengesetzte Bewegungen und Uebungen zu heilen. Und dass es so ist, beweisen eine grosse Anzahl in dieser Beziehung mit dem besten Erfolge behandelte Fälle, von denen nun einige hier Platz finden mögen:

Frau *v. N.*, 30 Jahr alt, sehr lang, eher hager als fettreich, muskelschwach, bleich, durchsichtiger Haut, unter welcher die angefüllten Venen durchleuchten, lange und schlanke, fast zu umspannende Taille; vermag das seit ihrer Kindheit getragene Corset wegen Brustbeklemmungen, Herzklopfen, Blutwallungen, eintretende Aengstlichkeit etc. nicht mehr zu leiden. — Alle diese Zustände treten selbst bei abgelegtem Corset, bei der geringsten Aufregung in erhöhtem Maasse auf, und steigern sich insbesondere bei starken Bewegungen, sowie nicht weniger bei gerader Lage im Bett. — Patientin leidet daher an Schlaflosigkeit um so mehr, als das in der Bettlage auftretende Herzklopfen und eintretende Aengstlichkeitsgefühl dieselbe nöthigt, des Nachts wiederholt das Bett zu verlassen und durch langsames Auf- und Abgehen im Zimmer diese Unruhe einigermassen zu beseitigen. Tiefe Inspiration unmöglich!

Nach vielen vergeblichen Mitteln und jahrelangem Leiden, die dieselbe an

den Rand der Verzweiflung bringen und Zuflucht zu starken betäubenden Mitteln nehmen liessen, wurde auf Anrathen des Hausarztes der Patientin zur Heilgymnastik verschritten und zunächst ableitende Bewegungen nach den untern Extremitäten verordnet. Obschon Patientin sich des Abends ermüdet und zum Schlafe geneigt fühlte, wollte doch das Herzklopfen und Aengstlichkeitsgefühl insbesondere beim Einschlafen nicht nachlassen. — Im Einverständniss mit dem Hausarzte, dem ich meine Ansicht, dass Herz und Lungen beengt seien und wohl Raum zur freien Ausübung ihrer Functionen bedürfen möchten, begann ich mit möglichster Schonung die Brusterweiterungscur, und hatte die Freude nach nicht ganz drei Monaten gedachte Dame vollständig von allen Leiden befreit zu sehen, — sowie vor Kurzem immer noch gesund und munter, aber auch ohne Corset, anzutreffen. —

Ein Fräulein, $14^1/_2$ Jahr alt, wurde mir zwar mehr zur Beseitigung einer Rückgratsverkrümmung in den mittlern Brustwirbeln nach links mit starker Ausbeugung und Auftreibung der 5. bis 9. Rippe dieser Seite nach vorn, als zur Beseitigung einer von ärztlicher Seite wiederholt diagnosticirten bedeutenden Herzerweiterung vorgestellt. — Die Untersuchung ergab: Auffallend starker schon durch die Kleider sichtbarer Herzschlag, kurzer Hals, bleiches abgespanntes Aussehen, allgemeine Muskelschwäche, vorwaltende Venosität, enge Brust, vorhängende Schultern, abstehende Schulterblätter, rechte Brusthälfte platt und eingefallen, linke dagegen in der Mitte stark nach vorn aufgetrieben; hintere linke Brusthälfte abgeflächt, bedeutende Ausbeugung des Rückgrats in kurzem Bogen nach links. Bei jedem Herzschlag sieht man deutlich das Herz sich gegen die Brustwand pressen und die Rippen nach Aussen drängen. Bei Druck mit der flachen Hand auf diese Stelle fühlt man, unter Aengstlichkeitsgefühl der Patientin, die Hand bei jedem Herzschlag gehoben.

Patientin klagt insbesondere über Mattigkeit, öftere und anhaltende Stiche in der Herzgegend, Beklemmungsgefühl, als wolle ihr das Herz zerspringen, Athemnoth, verbunden mit kaum zu beschreibender Unruhe, oft eintretendes Gefühl als gurlle das Blut nach dem Herzen und in demselben.

Ich konnte der beängstigten Mutter um so weniger einen bedeutenden und raschen Erfolg bezüglich der Beseitigung der Verkrümmung des Rückgrates versprechen, als ich annehmen musste, dass dieselbe Folge der Hervortreibung der Rippen sei und die eigene Lage und Beschaffenheit des Herzens starke Bewegungen und Streckungen etc. geradezu verbiete.

Mehr Erfolg versprach ich mir dagegen bei gleichzeitiger Berücksichtigung der Verkrümmung von einer vorsichtig eingeleiteten Brusterweiterungscur. — Dieselbe wurde nicht allein gut vertragen, sondern war auch von dem besten Erfolg begleitet. — Die Beängstigungen und Beklemmungen schwanden schon nach einigen Wochen, Patientin fühlte sich freier, die Stiche in der Herzgegend traten seltener auf, mit der Wölbung der Brust ging die Entwickelung des ganzen Körpers Hand in Hand, so dass man heute, nach nicht ganz zwölfmonatlicher Behandlung nur noch geringe Spuren einer Rücksgratsverkrümmung und Verunstaltung des Brustkorbes, sowie Hebung der Rippen beim Herzschlag zu entdecken vermag. — Patientin fühlt sich gesund und von jedem Uebel befreit! Und das gute Aussehen, die kräftige Natur, die wohlgeformte Büste, verleitete schon oft Fremde, die dieselbe in meiner Anstalt zu sehen Gelegenheit hatten, zu der Frage, was denn eigentlich diesem blühenden und frischen Mädchen fehle! —

Felix N., 7 Jahr alt, klein, schwächlich und hager, leidet schon seit seiner frühesten Kindheit an Brustbeklemmungen, zu denen sich bei der geringsten Veranlassung Katarrhe und Husten gesellen. Starke Körperbewegungen, insbesondere rasches Gehen und Laufen, wird demselben wegen Mangel an Athem schwer. Der Kleine klagt oft über Brustschmerzen und Stechen in der Brust. — Meiner Anstalt behufs der heilgymnastischen Behandlung übergeben, ergab die Inspection von Aussen: Querdurchmesser der Brust sehr verengt, die seitliche Wölbung der Rippen sehr abgeflacht, fast eingebogen, Brust nach vorn spitz zugehend, Herzschlag zwischen der 5. und 6. Rippe. Beim Athmen geringes Heben der Brustwände, tiefe Inspiration unmöglich!

Mittels gymnastischer Bewegungen zur Stärkung und Erweiterung der Brust so wie mittels zwischen durch angebrachter dem Fall angepasste Lungengymnastik, stellte sich bald die gewünschte Besserung ein. — Mit der Erweiterung und Wölbung der Brust schwanden die lästigen Beschwerden, Katarrh und Husten blieben schon während der Cur aus, so dass der kleine Patient nach 4 Monaten geheilt entlassen werden konnte und gegenwärtig ein ausdauernder Laufer ist*).

Gehen wir in unserer Betrachtung weiter, so kann es nach den dargelegten Facta's, und da dieselben physiologischen Gesetze, welche im Lebensorganismus einmal zur Geltung kommen, überall wiederkehren, nicht schwer halten, zu der Einsicht zu gelangen, dass auch andere krankhafte Zustände des Herzens und der Lungen, welche nicht gerade in anomalem Baue des dieselben einschliessenden Brustkastens ihren Ausgangspunkt finden, der heilgymnastischen Behandlung zugänglich sind. Vermögen wir doch schon durch lautes Lesen und Sprechen uns eine starke Lunge zu erwerben und

---

*) Diejenigen, welche sich für weitere Curerfolge in dieser Beziehung interessiren, verweisen wir auf unsere früher unter dem Titel: „Die gymnastische Heilmethode" erschienene Schrift, in welcher wir unter dem Capitel der Knochen-Verbildungen mehrere Thatsachen zu dem Beweise, dass Brustbeschwerden, welche in Verunstaltung oder Verengerung des Thorax ihren Ursprung finden, der heilgymnastischen Behandlung mit sicherem Erfolge zugänglich sind, aufgeführt haben.

eine schwache Brust zu stärken, giebt doch die Kunstfertigkeit berühmter Sänger und Sängerinnen, bezüglich der Eintheilung des Athems beim Singen, den deutlichsten Beweis, bis zu welcher eminensen Höhe wir die in die Luftwege eingewebten Muskelfasern auszubilden und unter die Herrschaft unseres Willens zu bringen vermögen.

Um wievielmehr wird dies bei einer methodischen Lungengymnastik, unterstützt durch verschiedene, dem vorliegenden Krankheitsfalle angepasste Stellungen und passive Manipulationen, wie solche die neuere Heilgymnastik in reicher Anzahl bietet, der Fall sein. Schon der Umstand, dass Personen, die körperlichen Anstrengungen obliegen, bei heftigem Winde, bei anhaltendem Gehen, bei schnellem Laufen, verhältnissmässig erst spät ausser Athem kommen, und noch weniger einen bleibenden Nachtheil davon zu befürchten haben, sowie die Thatsache, dass alle verweichlichten und verzärtelten Personen unter den obgenannten Bedingungen sehr bald in wahre Athemnoth gerathen und jedesmal Gefahr laufen in schlimme Lungenkrankheiten, Bluthusten, Lungenentzündungen etc. zu verfallen, giebt uns den Beweis, dass wir gerade in der gymnastischen Heilmethode, mehr als in jeder andern, die Mittel besitzen, auf asthmatische Beschwerden, sowie auf solche krankhafte Zustände der Lungen, welche im Mangel an der nöthigen Elasticität und Spannkraft des Lungengewebes ihren Ausgangspunkt finden, wie es z. E. bei dem sogenannten Lungenemphysem der Fall ist, einen heilenden Einfluss auszuüben.

Kommt nun noch dazu, dass uns durch specifische Bewegungen die Möglichkeit an die Hand gegeben ist, das Blut von den edeln Theilen ab- und nach aussen zu leiten, dass uns in der Heilgymnastik genug Mittel zu Gebote stehen, die durch Störungen in den Brustorganen beeinträchtigte Blutcirculation, je nach Bedürfniss, in gelinderer oder stärkerer Weise anzuregen, und so die, in Folge manchfacher Stockungen geschwächte Thätigkeit des Herzens zu unterstützen und daraus entstandene sogenannte Herzleiden zu beseitigen; kommt noch dazu, dass gerade die Heilgymnastik es vermag die Ausscheidung und Reinigung des Blutes durch erhöhte Thätigkeit der Absonderungsorgane anzuregen, herbeizuführen und zu begünstigen, wodurch uns die Möglichkeit an die Hand gegeben ist, auch dem Herzen und den Lungen ein zu ihrer Restauration taugliches Blut zuzuführen; bedenken wir wie vortheilhaft die Gymnastik überhaupt auf das Nervensystem einzuwirken im Stande ist; erwägen wir, dass krankhafte, enorme Vergrösserung des Herzens wohlerwiesen oft nur einzig und allein die Wirkung von Ursachen sind, welche den Kreislauf des Blutes erschweren und dadurch das Herz, behufs der Ueberwindung jener Hindernisse, zu stärkern Anstrengungen zwingen: so kann es nicht fehlen, die Ueberzeugung zu erlangen, dass gerade **in der Heilgymnastik** die Mittel liegen, bei allen jenen krankhaften Zuständen des Herzens und der Lungen, welche, nicht allein in mechanischer Beschränkung, sondern auch in der geschwächten Thatkraft der in die Lungenzellen und Luftwege eingewebten Muskelfasern, in falscher Ernährung und Störungen in der Blutcirculation überhaupt ihren Grund finden, hülfreich einzugreifen; ja, so kann es nicht fehlen zu der Einsicht zu gelangen, dass selbst solche krankhafte Zustände, welche auf abnormen Ausscheidungen und Ablagerungen in diesen edeln Organen beruhen, wie es bei chronischen Katarrhen, Brustverschleimung, bei Tuberkelablagerung etc., der Fall ist, der heilgymnastischen Behandlung zugänglich sind.

Und dass es so ist, dafür zeugen zahlreiche, oft wunderbare Erfolge, dafür zeugen die Aussprüche namhafter Aerzte! Wenn daher Dr. Küchenmeister bei Heilung der Herzatrophie sagt: „Vor allem ist hier in früher Zeit die Heilgymnastik am Platze", — wenn Dr. Mann bei verschiedenen Lungenkrankheiten zweckmässige Bewegung in möglichst reiner Luft empfiehlt, so stimmt dies mit unsern auf den gymnastischen Cursälen gemachten Erfahrungen vollkommen überein, und es mögen auch für solche Fälle noch einige sprechende, unserm Krankenjournal entnommene Thatsachen, hier Platz finden.

Taf. 8.

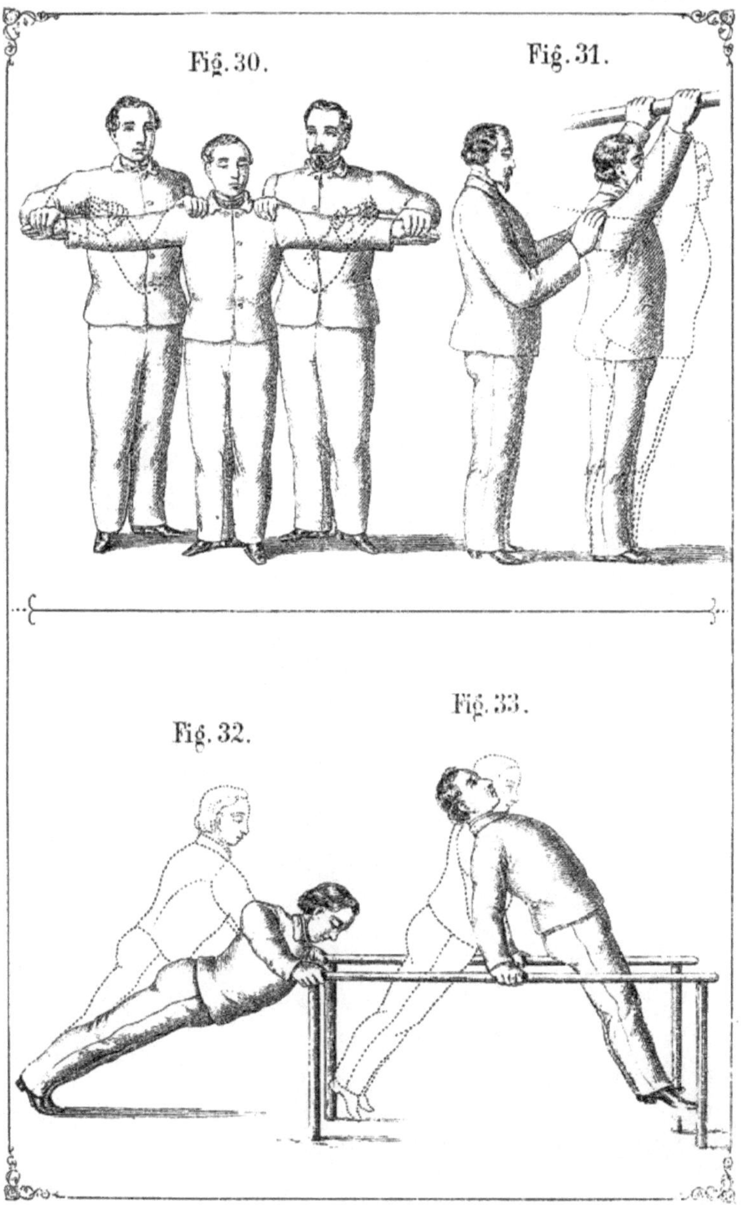

Ein junger Expedient, 19 Jahr alt, litt an Brustbeklemmungen und asthmatischen Beschwerden. Brustbau normal, ziemlich muskelstark und kräftig, Stimme etwas heiser, Inspirationen keuchend. Patient hatte schon längere Zeit in einem Turnvereine geturnt und gehofft dadurch das Uebel zu beseitigen. Jedoch wegen der ihm zugemutheten schweren Reck- und Barrenübungen ohne besondern Erfolg, ja Patient meint, dass sein Uebel in der letztern Zeit sich verschlimmert habe. Durch mehrere Bekannte auf die Heilgymnastik aufmerksam gemacht, begann derselbe im Monat März die gymnastische Cur und es gelang, mittels concentrischer Bewegungen und dem Zustande angepasster Athmungsübungen das Uebel binnen 4 Monaten vollkommen zu beseitigen. —

Herr *N. N.*, Particulier, litt schon seit längerer Zeit an asthmatischen Beschwerden, welche zuweilen so heftig auftraten, dass dieselben in förmliche Erstickungsanfälle übergingen, gleichzeitig Appetitlosigkeit und Stockungen im Pfortadersystem. Auf Anrathen seines Arztes gebrauchte derselbe die Heilgymnastik und es gelang mittels Lungengymnastik und specifischen Bewegungen, gegen Brust und Unterleib gerichtet, binnen 3 Monaten denselben von den asthmatischen Zufällen zu befreien und die Functionen des Unterleibes zu regeln. —

Herr *N. N.*, Controleur, litt nach Feststellung verschiedener Aerzte an Lungenemphysem und Herzerweiterung. Die Brustbeschwerden, denen sich noch Anschwellungen der Halsdrüsen hinzugesellten, sowie die auftretenden Herzaffectionen sowohl, als das Bewusstsein herzkrank zu sein, machten auf den Geist des Patienten einen so deprimirenden Eindruck, dass es schien als wolle derselbe in sich versunken, für sich hinbrütend, gleichsam nur noch vegetirend die ihm zugemessenen Tage verbringen. Die hiermit verbundene Willenslosigkeit und Gleichgültigkeit gegen seine Umgebung und seinen Beruf, steigerte sich in so hohem Grade, dass ihm nicht nur ein Beiarbeiter gestellt, sondern derselbe auch seines Amtes auf Zeit entlassen werden musste. Persönlich mit ihm bekannt, hatte ich schon wiederholt denselben veranlasst, wenigstens einen Versuch mit der Heilgymnastik zu machen, doch wurde mir immer nur die Antwort: Ein Herzkranker kann doch nicht geheilt werden und überdem ist mir gerade von mehreren Aerzten jede starke Bewegung verboten. —

Da vermochten es endlich mehrere Freunde, unter denen sich auch sein Arzt befand, ihn dazu zu bestimmen, und obschon es im Anfang Mühe machte, den Patienten zu einem regelmässigen Besuch des Cursaales zu bringen, da derselbe sich factisch nicht dazu entschliessen konnte und wir oft froh sein mussten denselben wenigstens im Cursaale zu haben, so war doch auch diese Cur von dem günstigsten Erfolge begleitet. Mit dem allgemeinen Wohlbefinden verloren sich nicht nur die oben erwähnten Beschwerden, sondern es stellte sich auch Lebenslust und Lebensmuth ein, der Patient wurde zugänglich und ist, förmlich umgewandelt, bereits wiederum in sein Amt eingetreten. —

Herr *N. N.*, Rentier, litt an unregelmässigem Herzschlag, welcher nach seiner Angabe zeitweilig aussetzte oder doch sehr langsam und träge sich zeigte, oft aber auch so rasch aufeinander folgte, dass der Patient fürchtete an einem Herzschlag zu sterben und in fieberhafte Aufregung gerieth. Da derselbe Zeit hatte seiner

Krankheit zu leben, so hatte er kein Mittel unversucht gelassen, war von der Alleopathie zur Homöopathie, von dieser zur Hydrotherapie übergegangen, hatte keins der berühmteren Bäder unversucht gelassen, war aber auch nach und nach ein herzkranker „Hypochonder" geworden, von dem man sagen konnte: „Keine Ruh' bei Tag und Nacht, Nichts was ihm Vergnügen macht." In diesem Zustande stellte er sich uns behufs des Gebrauchs der Heilgymnastik als „Herzkranker" vor. Die Untersuchung von ärztlicher Seite ergab Atrophie des Herzens und Verhärtung der Leber, überdem schlaffe Muskulatur insbesondere der Bauchdecke, Darmcanal anscheinend zusammengetrocknet, Appetitlosigkeit, geringer Stuhlgang, Nervenverstimmung, Aussehen schmuzig gelb.

Obwohl im Anfange der Cur-Patient sich wegen der grossen Muskelschwäche, da ihm wohl viel Gehen gerathen aber andere starke Muskelbewegungen von jeher verboten worden waren, etwas angegriffen fühlte, so änderte sich doch das Leiden sehr bald zum Bessern. Der Appetit stellte sich wieder ein, die Musculatur erstarkte, die Brust wurde freier, die Bauchdecke fester, mit dem Zurückgehen der Leber in ihr normales Volumen, verschwanden auch die Affectionen des Herzens, so dass Patient nach 3 Monaten unsere Anstalt, vollständig von seinem Herzleiden befreit, verlassen konnte. —

Herr *N. N.*, Lehrer, 64 Jahr alt, litt schon seit längerer Zeit an Brustschmerzen, verbunden mit Hüsteln und zähem Auswurf. Im Anfange weniger hierauf achtend, schwanden jedoch die Kräfte desselben mehr und mehr, insbesondere der sich einstellenden Frühschweisse wegen. Der zu Rathe gezogene Arzt schickte denselben nach Anwendung verschiedener Medicamente nach Salzbrunnen, doch Alles vergeblich. Die Kräfte schwanden mehr und mehr, der Eiterauswurf nahm zu, die Sprache wurde heiser und matt, der Athem kurz, so dass die herzugezogenen Aerzte die Angehörigen desselben bereits auf sein nahes Ende vorbereiteten. Inzwischen emeritirt trat derselbe in unsere Anstalt ein und wir konnten nicht umhin, zur Rettung desselben wenigstens einen Versuch mit der Heilgymnastik zu machen. Die gymnastische Cur war von dem schönsten Erfolge begleitet. Obschon im Anfange der Auswurf sich etwas vermehrte, so ging derselbe doch leichter von statten, die Kräfte nahmen wiederum zu, die schwächenden Schweisse verloren sich, die heisere Sprache erstarkte, so dass bereits nach einem Jahre Patient sich wohler als vor zehn Jahren befand und sich gegenwärtig des besten Wohlseins erfreut.

Madame *N. N.*, 35 Jahr alt, in hohem Grade lungenschwindsüchtig, Husten, Eiterauswurf, Nachtschweisse, grosse Mattigkeit, eingefallene Schläfe, dabei unnatürlichen Appetit, wurde uns im Frühjahr 1859 behufs der heilgymnastischen Behandlung übergeben. Obschon wir bei diesem vorgeschrittenen Leiden selbst wenig Hoffnung hatten, so war Patientin mittels ableitenden Bewegungen doch schon binnen zwei Monaten soweit gebessert, dass wir mit directer Lungengymnastik vorschreiten konnten. Patientin lebte von neuem auf, der Auswurf verlor sich mehr und mehr, die Kräfte kehrten zurück, so dass sich Patientin jetzt, nach beinahe drei Jahren, eines nie gehofften und den Umständen nach ganz erwünschten Wohlseins erfreut.

So könnten noch eine grosse Anzahl von Thatsachen zu dem Beweise, dass die verschiedensten Krankheiten der Brustorgane der heilgymnastischen Behandlung zugänglich sind, angeführt werden, doch es mögen die eben erwähnten genügen, um somehr, als wir einerseits hoffen den Beweis hierfür geliefert zu haben, und andererseits es ja Hauptzweck dieser Schrift ist, den Leser mit denjenigen Bewegungen bekannt zu machen, welche jene schönen oft wunderbaren Erfolge herbeizuführen im Stande sind.

Ehe wir hierzu vorschreiten, richten wir an den geehrten Leser die wohlgemeinte Bitte, ja recht streng und genau auf die gegebenen Verordnungen zu achten, dabei aber Alles zu vermeiden, was in vorstehender Abhandlung als mitwirkende Ursachen der Erkrankung der edelsten Organe angegeben wurde. Vor Allem das übermässige Rauchen von Tabak, wobei wir allemal durch den Rauch zu unvollständigem Athemholen veranlasst werden, sodann das Einathmen schlechter, unreiner Luft, erregende Gemüthseffecte, grellen Temperaturwechsel, vieles Sitzen, unmässiges Tanzen etc.; zuletzt aber enge Kleidungsstücke, vor allem die leidige Schnürbrust, welche ganz geeignet ist, gerade den edelsten Organen den ersten und letzten Lebensfaden abzuschnüren! —

Darstellung und Beschreibung

der bei

Brustbeschwerden in Anwendung zu bringenden heilgymnastischen Bewegungen.

Vorbemerkungen.

Es ist wohl bei keiner Krankheitsgruppe so schwierig, bestimmte dem Einzelfall genau angepasste Bewegungen, welche auch selbst in der Hand des Laien zu dem gewünschten Resultate führen, anzugeben, als bei den Krankheiten der Brustorgane, und zwar aus dem Grunde, weil wir es hier mit den edelsten Organen zu thun haben, sodann aber auch, da die Entstehungsursachen derselben so manchfaltig sein können, dass jeder einzelne Fall Modificationen nothwendig macht. Auch kommt es bei Auswahl der Bewegungen sehr darauf an, ob das Leiden in mechanischer Beschränkung der anderen Ursachen seinen Grund findet, wie weit die Entwickelung der Krankheit bereits gediehen ist, und ob unsere Heilbestrebungen auf Erweiterung oder Verengerung des Brustkastens gerichtet sein müssen.

Wir sehen uns daher bei der Behandlung der Brustbeschwerden veranlasst, dieselben in **drei Gruppen** zu theilen und zwar:

a) in solche, welche bereits in ein entzündliches Stadium getreten sind, und daher von vorn herein keine directe Einwirkung zulassen, sondern, da das Blut in diesen Organen staut, ein mehr ableitendes Curverfahren erfordern, wie es z. B. bei Lungenschwindsucht, Tuberculose etc. der Fall ist;

b) in solche, bei denen es auf Erweiterung der Brust, auf Stärkung und Ausbildung des Lungengewebes, und der hier mitwirkenden Muskeln ankommt, wie es bei Engbrüstigkeit und flacher Brust, bei Herzbewegungen, Brustbeklemmungen, Brustverschleimung etc. nothwendig wird, und zuletzt

c) in solche, bei denen sich eine Zurückführung, sei es des Brustkastens oder der erweiterten Blut- und Luftgefässe, auf den normalen Zustand nothwendig macht, wie solches z. B. Weitbrüstigkeit und Lungenemphysem erfordern.

Da nun aber die Krankheiten sub *c* gerade die entgegengesetzten Bewegungen der Krankheiten sub *b* erfordern, so werden wir in Nachfolgendem, um Weitläufigkeiten und Wiederholungen zu vermeiden, unser Hauptaugenmerk auf die unter *b* aufgeführten Krankheiten richten, und bei Angabe der hier in Anwendung zu bringenden Bewegungen auf die entgegengesetzte Ausführungsweise, behufs der Beseitigung der unter *c* aufgeführten Krankheitszustände hindeuten, zunächst aber für solche Fälle, welche bereits in ein höheres Stadium getreten sind, wie es bei den unter *a* aufgeführten Brustkrankheiten der Fall ist, zwei Verordnungen gleichsam zur Vor- und Einleitungscur folgen lassen, welcher dann, nachdem das Uebel bereits bis zu einem bestimmten Grade beseitigt ist, Vorschrift 3 und 4 folgen kann.

Wir bitten ja recht genau hierauf zu achten, denn es wäre ganz falsch, einem Lungenschwindsüchtigen sofort starke Brustübungen machen zu lassen, oder einen Engbrüstigen wie einen Weitbrüstigen zu behandeln, und wir können daher nicht umhin, den geehrten Leser und Patienten gerade hier auf §. 7 Seite 42 zu verweisen und zu ersuchen, in Fällen, wo er nicht vollständig sicher ist, lieber seinen Arzt um Rath zu fragen, welcher ihm gewiss auf Grund dieser Vorbemerkungen und der nachfolgenden Verordnungen die nöthige Anleitung geben wird.

Erste Vorschrift.

Zur Vorcur bei ausgebildeten Krankheiten der Brustorgane.

Mit den Abbildungen Tafel I bis III.

1. Handreiben, Finger-Beugen und Strecken, *P. a.**)

Fig. 1, Taf. I.

Der Patient bewegt, gleichviel ob stehend oder liegend, bei nach vorn gehaltenen Armen, die innern Handflächen fortgesetzt mässig an einander drückend, abwechselnd und in den nöthigen Pausen 20—30 Mal langsam und gemessen hin und her, wodurch ein leichtes Streichen und Reiben der Handflächen aneinander hervorgerufen wird. — Ist dies geschehen, so lässt derselbe die Arme herabsinken, schliesst die Finger bis zum kräftigen Ballen der Faust, um dieselben darauf möglichst weit zu spreizen und zu öffnen, und diese Bewegung der Finger 10 bis 12 Mal zu wiederholen.

2. Achtenbewegung der Hand, *P. a.*

Fig. 2, Taf. I.

Bei klafternden Armen bewegt der Patient die zur Faust geschlossenen Hände 15 bis 20 Mal zunächst in einem Kreise nach oben, darauf in einem solchen nach unten, darauf achtend, dass beide Bewegungen in einander übergehen. — Hierbei ist zu be-

*) *P. a.* bedeutet: *Patient activ* (selbstthätig, ohne Mithülfe).

merken, dass diese an und für sich leichte Bewegung am besten gelingt, wenn man sich vornimmt mit den Händen eine liegende Achte in die Luft zu schreiben.

3. Armdrehen vor- und rückwärts, *P. a.*

Fig. 3, Taf. I.

Der Patient hat hierbei, bei geschlossenen Händen, die Arme seitwärts nach oben gehoben und dreht die Arme langsam nach vorn, hierauf nach hinten, gleichsam als wolle derselbe zu beiden Seiten einen Nagelbohrer einbohren. Ist dies 5—6 Mal geschehen, so macht der Patient eine Pause, um darauf dieselben Bewegungen noch 2 bis 3 Mal zu wiederholen.

4. Spaltsitzende Fuss-Rollung, Fuss-Beugung und Streckung, *P. p.**)

Bei dieser Bewegung sitzt der Patient mit gespreizten Beinen in etwas zurückgelegter Stellung des Oberkörpers auf einem Lehnenstuhle oder dem Polster der Turnbank. — Zwei Gehülfen, welche vor ihm sitzen, oder, wie unsere Figur zeigt, vor ihm knieen, haben die Unterschenkel des Patienten auf ihren Oberschenkeln befestigt, mit den freien Händen die Füsse desselben an den Fussspitzen erfasst und führen nun, während der Patient solches willenlos zulässt, die Füsse desselben 5 bis 6 Mal im Kreise nach rechts und darauf eben so viele Male im Kreise nach links herum. — Ist dies geschehen, so beugen beide gleichzeitig die Füsse des Patienten nach oben, um dieselben darauf wiederum zu strecken. — Ist die Fussbeugung und Streckung 3 bis 4 Mal erfolgt, so wird die ganze Manipulation noch 2 bis 3 Mal wiederholt.

*) *P. p.* bedeutet: *Patient passiv* (unthätig).

Taf. 9.

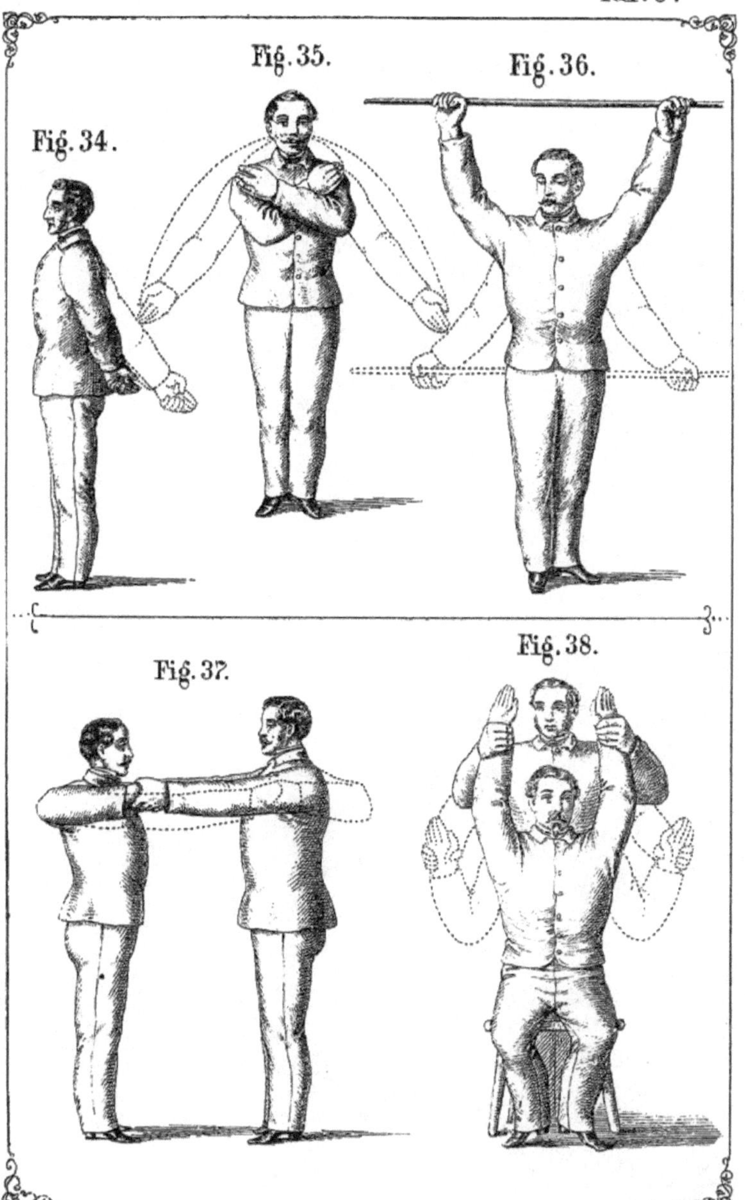

5. Kurzsitzende Hand-Beugung, *P. W.**), **und Streckung**, *G. W.**)

Fig. 5, Taf. II.

Der Patient hat, auf einem Sessel oder an der Querseite der Turnbank sitzend, beide Oberarme auf die erhobenen Oberschenkel zweier Gehülfen gestemmt und die Unterarme im rechten Winkel nach oben gebeugt. — Während nun die Gehülfen, welche die innern Handflächen an die innern Handflächen des Patienten anlegten und mit den freien Händen den Unterarm desselben unterstützen, die Hände des Patienten nach hinten und aussen überbeugen, leistet der Patient Widerstand, um darauf die Hände wieder nach vorn und innen zu bringen — zu strecken —, welcher Bewegung nun die Gehülfen Widerstand entgegensetzen. — Diese Bewegung ist in angemessenen Pausen 5—6 Mal zu wiederholen.

6. Halbliegende Brust-Klatschung und Bruststreichung, *P. p.*

Fig. 6, Taf. II.

Hierbei liegt der Patient mit erhöhtem Oberkörper in einem Lehnsessel oder auf der schräggestellten Turnbank. — Während nun derselbe in dieser Stellung bei geöffnetem Munde gleichmässig Athem holt, applicirt ihm der Gehülfe die Brustklatschung, d. h. der vor ihm stehende Gehülfe lässt im raschen Tempo seine geöffneten und im Handgelenk losgelassenen Hände abwechselnd, und an verschiedenen Stellen der Brust des Patienten elastisch anprallen. Ist dies geschehen und sind hierdurch alle Theile des vordern Brustkastens, gelinde erschütternd, berührt worden, so legt der Gehülfe beide Hände flach auf die Brusthöhe des Patienten, so dass das Brustbein zwischen innen liegt, und streicht, dieselben auseinanderführend und mässig andrückend, im Verlaufe der Rippen nach unten und hinten herab. Ist dies 3—4 Mal geschehen, so ist die

*) *P. W.* bedeutet: *Patient Widerstand*, *G. W.* bedeutet: *Gehülfe Widerstand.*

ganze Manipulation, welche bei schweren Kranken recht behutsam und elastisch auszuführen ist, 2—3 Mal zu wiederholen.

7. Hochstehende oder auch halbliegende Doppel-Bein-Auswärts-Rotirung, *P. W.*, und Einwärts-Rotirung, *G. W.*

Fig. 7, Taf. II.

Bei dieser Bewegung steht der Patient auf einem Sessel, wie unsere Figur angiebt, oder, was in vorgerückten Fällen noch besser ist, derselbe liegt, wie bei Bewegung 6 in einem Lehnsessel und hat die Unterschenkel auf einen Stuhl oder auf einen zweiten Sessel aufgelegt. — Der vor ihm stehende Gehülfe hat die geschlossenen Füsse desselben an den Fussspitzen erfasst, und dreht, indem die Fersen des Patienten immer geschlossen bleiben, dieselben und hiermit die Beine des Patienten nach aussen. — Hatte der Patient dieser Bewegung (Bein-Auswärts-Rotirung) Widerstand entgegengesetzt, so dreht derselbe jetzt die Beine wieder in die geschlossene Stellung zurück, welcher Bewegung nun der Gehülfe Widerstand entgegensetzt. Beide Bewegungen, welche in einander übergehen sollen, sind 3—4 Mal zu wiederholen.

8. Kurzsitzende Unterarm-Streckung und Beugung, *P. W.*

Fig. 8, Taf. II.

Der Patient hat, wie bei Bewegung 5, auf einem Sessel oder an der Querseite der Turnbank sitzend, beide Oberarme, bei gebogenen Unterarmen auf die erhobenen Oberschenkel zweier Gehülfen gestemmt. — Die hinter ihm stehenden Gehülfen haben die dem Patienten zunächst liegenden Hände auf die Schultern desselben gelegt, mit den freien Händen dagegen dessen Arme im Handgelenk erfasst. Während nun die Gehülfen beide Unterarme des Patienten gleichmässig strecken, und darauf wiederum in gleicher Weise beugen, setzt Letzterer beiden Bewegungen angemessenen Widerstand entgegen. Ist dies geschehen und hat sich der Patient etwas von dem Eindruck erholt, so sind beide Bewegungen, welche in einander übergehen sollen, noch 2—3 Mal zu wiederholen.

9. Hock-halbliegende Unterleibs-Knetung, Streichung, Klatschung und Erschütterung, *P. p.*

Fig. 9, Taf. III.

Hierbei liegt der Patient mit etwas erhöhtem Oberkörper und mit nach der Brust gezogenen Knieen in einem Lehnsessel, oder auf dem oben näher beschriebenen Apparate, und hat die Füsse gegen einen Stuhl oder Sessel gestemmt. — Während nun der Patient in dieser Stellung unverrückt verharrt, neigt sich der zur linken Seite des Patienten befindliche Gehülfe über denselben hinweg und drückt die zusammengelegten Hände mit den Fingerspitzen dicht unter den falschen Rippen der ihm gegenüberliegenden Seite ein, kneift die Brustdecke mit den Fingerspitzen und den Handballen zusammen, rückt mit den Händen nach sich zu fort und wiederholt diese Manipulation, bis er den auf seiner Seite gelegenen Hüftkamm des Patienten fühlt. Ist dies geschehen, so beginnt der Gehülfe dieselbe Manipulation, nur etwas tiefer unten anfangend, von Neuem, und setzt diese wurmförmige Bewegung auf der Bauchdecke des Patienten fort, bis alle Theile des Unterleibes desselben in dieser Weise berührt sind. — Hat nun der Gehülfe den Unterleib 3—4 Mal durchknetet, so legt derselbe die rechte Hand mit der darauf gelegten linken flach auf die Mitte des Unterleibes auf und führt dieselbe, immer sanft eindrückend, im Kreise von links nach rechts auf der Bauchdecke herum (Unterleibsstreichung). Ist auch die Unterleibstreichung 10—12 Mal ausgeführt, so folgt die Klatschung und Erschütterung. — Der Gehülfe berührt hierbei mit der geöffneten und im Handgelenk losgelassenen rechten Hand in kurzen Absätzen den Unterleib des Patienten 12—15 Mal, legt hierauf beide Hände dicht neben einander flach auf den Unterleib des Letzteren auf, so dass dieselben ziemlich den ganzen Unterleib bedecken, und drückt langsam und gleichmässig die Bauchdecke ein, lässt aber darauf die Hände los, indem er dieselben nach oben schnellt, wodurch die elastische Bauchdecke wiederum empor springt, und so eine erschütternde Bewegung der Eingeweide entsteht. Ist auch die Unterleibserschütterung 3—4 Mal wiederholt, so wird die ganze Manipulation, d. h. Unterleibs-Knetung, Streichung, Klatschung und Erschütterung, in kurzen Pausen noch 2—3 Mal vorgenommen.

10. Kurzsitzende oder auch halbliegende Unterschenkel-Beugung, *P. W.*, und Streckung, *G. W.*

Fig. 10, Taf. III

Freisitzend, oder in angelehnter Stellung, hat der Patient seinen Oberschenkel auf den Oberschenkel des vor ihm sitzenden oder knienden Gehülfen gelegt. — Während nun der Gehülfe mit der einen Hand den Oberschenkel des Patienten in dieser Stellung befestigt, beugt derselbe gleichzeitig den Unterschenkel, welcher Bewegung der Patient Widerstand entgegensetzt. Ist die Unterschenkelbeugung vollzogen, so führt der Patient den Unterschenkel wiederum in die Streckstellung zurück, wobei nun der Gehülfe Widerstand leistet. Beide Bewegungen sind in der Weise auszuführen, dass sie in einander übergehen und 2—3 Mal wiederholt werden. —

11. Kurzsitzende oder auch halbliegende Bein-Spaltung, *G. W.*, und Zusammenführung, *P. W.*

Fig. 11, Taf. III.

Der Patient sitzt hierbei, wie bei der vorhergehenden Bewegung, in aufrechter oder angelehnter Stellung, jedoch beide Beine nach vorn erhoben. Der Gehülfe hat die erhobenen und geschlossenen Beine des Patienten im Fussgelenk erfasst und leistet, während der Patient beide Beine aus einander führt, spaltet, Widerstand. Ist diese Bewegung vorüber, so führt der Gehülfe die Beine des Patienten wiederum zusammen, welcher Bewegung nun der Patient Widerstand entgegensetzt. — Beide Bewegungen, welche ebenfalls in einander überzugehen haben, sind 2—3 Mal zu wiederholen.

12. Schulter-Heben und Senken, *P. a.*

Fig. 12, Taf. III.

In stehender oder sitzender Stellung hebt der Patient beide Schultern langsam und gleichmässig nach oben, um dieselben ebenso langsam in die gewöhnliche Stellung zurückgehen zu lassen. — Ist dies geschehen, so ist diese Bewegung, unter Eintritt der nöthigen Pausen, noch 12—15 Mal zu wiederholen.

Aus der Art und Weise der in dieser Vorschrift verordneten Bewegungen wird der geehrte Leser ersehen, dass keine derselben die Brust direct angreift, sondern dass alle Bewegungen darauf berechnet sind, das Blut von den ergriffenen Theilen, nach welchen allemal ein stärkerer Zufluss stattfindet, abzuleiten, die Functionen des Unterleibes zu bethätigen und den Gesammtorganismus, unbeschadet der erkrankten Theile, zu stärken.

Da brustkranken Personen die aufrechte Stellung sowohl als eine horizontale Lage des Körpers nicht zusagt, so wird es zweckmässig sein, in solchen Fällen, wo das Uebel schon vorgeschritten ist, alle Bewegungen in einer mehr liegenden Stellung mit erhöhtem Oberkörper, welche sich insbesondere in einem bequemen Lehnsessel gut einnehmen lässt, auszuführen, und erst nach und nach in mehr sitzende oder stehende Stellungen überzugehen.

Sind diese Bewegungen 4—6 Wochen mit Ruhe und Beständigkeit ausgeführt, und fühlt sich der Patient gekräftigt und erleichtert, so kann man getrost zu den Bewegungen der folgenden Vorschrift, welche schon etwas directer auf die Brustorgane einwirken, vorschreiten, doch führe man dieselben, besonders im Anfange, mit der nöthigen Behutsamkeit aus, und achte darauf, dass der Patient dabei immer völlig frei athmet. —

Zweite Vorschrift,

mit welcher auch bei Brustverschleimung, Bronchialkatarrh, Brustbeklemmungen, Herzbeengungen etc. sofort begonnen werden kann.

Mit den Abbildungen Tafel IV und V.

1. Schulterkreisen vor- und rückwärts, *P. a.*

Fig. 13, Taf. IV.

Der Patient führt beide Schultern in regelmässiger Aufeinanderfolge nach oben, nach hinten, nach unten, nach vorn und so fortgesetzt im Kreise herum, jedoch langsam und gemessen. Ist dies 3—4mal geschehen, so wird dieselbe Bewegung nach oben, nach vorn, nach unten und hinten in gleicher Weise und Zahl ausgeführt und nach einer Pause Bewegung a und b 2—3mal wiederholt. —

2. Armheben seitwärts, *P. a.*

Fig. 14, Taf. IV.

Bei tiefer Inspiration führt der Patient beide Arme gleichmässig und gemessen seitwärts nach oben bis sich die Knöchel der Hände über dem Kopfe berühren. In dieser Stellung vollzieht der Patient 3—4 tiefe Inspirationen, und lässt hierauf die Arme in etwas rascherem Tempo wieder in die Ausgangsstellung zurückfallen. — Diese Bewegung ist 2—3mal zu wiederholen. —

3. Brust- und Unterleibs-Klatschung bei tiefer Inspiration, *P. a.*

Fig. 15, Taf. IV.

In geöffneter Beinstellung und bei etwas rückwärts gebeugter Stellung des Oberkörpers, applicirt sich der Patient unter langsamen und tiefen Inspirationen, die Brust- und Unterleibsklatschung, d. h. derselbe lässt, im oberen Theile der Brust beginnend und nach unten fortrückend, darauf von unten beginnend und nach oben fortrückend und so fortgesetzt, die lose gelassenen Hände wiederholt zu beiden Seiten der Brust und des Unterleibes anprallen. — Sind auf diese Weise alle Theile der Brust und des Unterleibes berührt worden, so tritt eine Erholungspause ein, nach welcher dieselbe Manipulation noch einmal zu wiederholen ist. —

4. Schulter- und Oberarm-Hebung, *G. W.*

Fig. 16, Taf. IV.

Bei dieser Bewegung steht der Gehülfe hinter dem Patienten und hat die lose nach unten gehaltenen Arme des Letzteren im Handgelenk erfasst. — Ist dies geschehen, so führt der Patient die Oberarme unter Hebung der Schultern, wobei die Ellebogen nach aussen gehen, nach oben, welcher Bewegung der Gehülfe Widerstand entgegensetzt. — Bei der grösstmöglichsten Hebung der Schultern angekommen, verharrt der Patient in dieser Stellung, und vollzieht 3—4 tiefe Inspirationen und lässt darauf beide Arme in die Ausgangsstellung zurücksinken, um nach den nöthigen Erholungspausen dieselbe Bewegung noch 2—3 Mal vorzunehmen. —

5. Rumpfliegende Bein-Rollung, *P. p.*

Fig. 17, Taf. IV.

Bei dieser Bewegung, welche neben der Bethätigung des Unterleibes insbesondere auch die unteren Theile des Brustkastens in Thätigkeit setzt, liegt der Patient in der Weise auf der eben oder

Taf. 10.

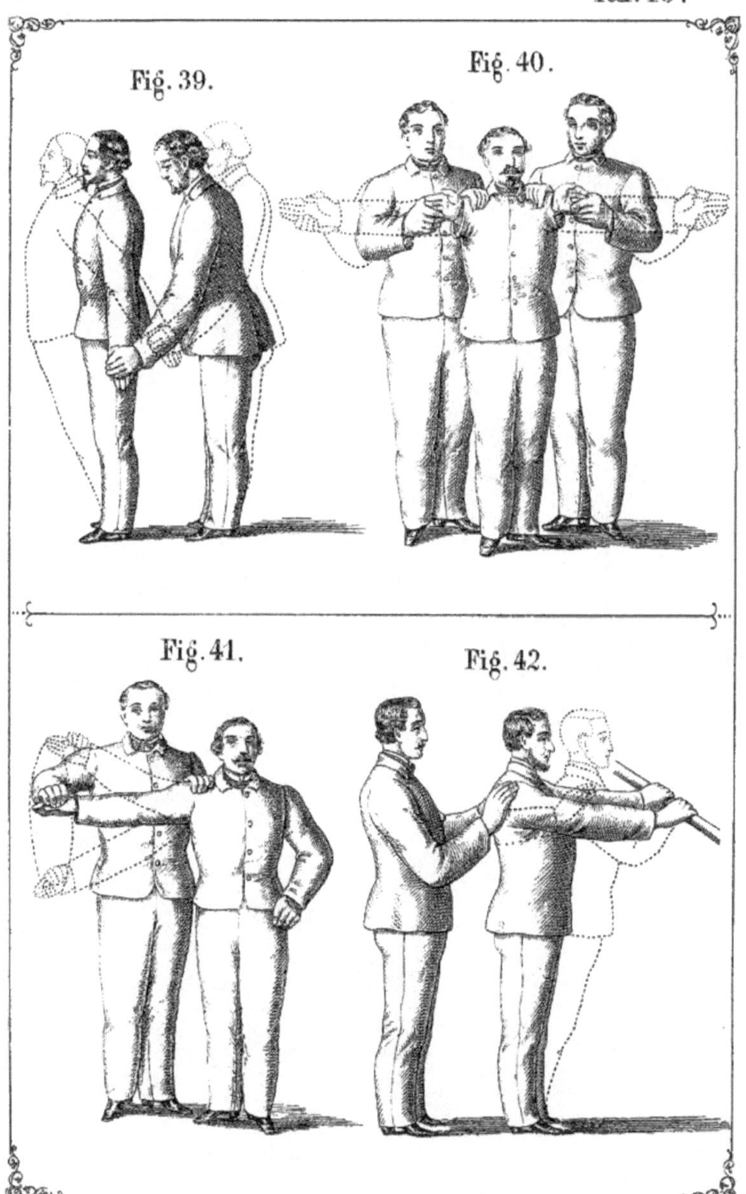

schräg gestellten Turnbank, dass sein Oberkörper nur bis zu den Hüften auf der Unterlage ruht und der Unterkörper frei hinausgehalten wird. Um in dieser Stellung fest zu liegen, hat der Patient je nachdem entweder die Kanten der Turnbank erfasst, oder es wird derselbe, wie in der Abbildung durch zwei Hände angegeben, von einer dritten Person an den Schultern festgehalten.

Der zu den Füssen des Patienten stehende Gehülfe hat die Beine des Ersteren im Fussgelenk erfasst und führt dieselben geschlossen 4—6 Mal im Kreise nach rechts und darauf eben so viele Male im Kreise nach links herum. — Ist dies unter fortgesezt passivem Verhalten von Seiten des Patienten geschehen, so wird nach der gewöhnlichen Pause dieselbe Manipulation noch 2—3 Mal wiederholt.

6. Kurzsitzende-, Arm- vorwärts-aufwärts Führung, *G. W.*

Fig. 18, Taf. V.

Der Patient sitzt, gleichviel ob aufrecht oder angelehnt, auf einem Sessel oder auf der Turnbank und hat beide Arme nach vorn ausgestreckt. Der vor ihm stehende Gehülfe hat die Hände auf die Hände des Patienten aufgelegt, und leistet, während der Patient beide Arme langsam und gemessen nach oben führt, Widerstand. Ist dies geschehen, so vollzieht der Patient in dieser Stellung 3 bis 4 langsame und tiefe Athemzüge, worauf diese Bewegung noch 2 bis 3 Mal vorzunehmen ist.

7. Oberarm-Rückdrehung, *G. W.*

Fig. 19, Taf. V.

Diese Bewegung, welche stehend oder sitzend, auch gleichzeitig mit beiden Armen ausgeführt werden kann, ist in folgender Weise vorzunehmen. Der Patient hat den erhobenen Oberarm so gedreht, dass, wie die Punkte in unserer Figur angeben, der im rechten Winkel gebogene Oberarm nach unten zu liegen kommt. Der neben ihm stehende Gehülfe hat mit der einen Hand den Oberarm des Patienten unterstützt, mit der andern Hand das Handgelenk desselben erfasst. Während nun der Patient den Oberarm zurückdreht, so dass der Unterarm nach oben zu stehen kommt, leistet der Gehülfe Widerstand. In der durch diese Bewegung erhaltenen Armstellung vollzieht der Patient 3—4 tiefe Athemzüge und wiederholt hierauf dieselbe Bewegung, mit dem dazwischen eingeschalteten Tiefathmen noch 2—3 Mal.

8. Halbliegende Arm-Rückführung, *G. W.*

Fig. 20, Taf. V.

Der Patient liegt mit erhöhtem Oberkörper auf der Turnbank oder auf einigen zusammengestellten Sesseln, einem Sopha etc. und hat beide Arme gerade nach vorn ausgestreckt. Der zu seinem Kopfe stehende Gehülfe hat beide Arme im Handgelenk erfasst und leistet, während der Patient die Arme langsam zurückführt, Widerstand. Hierauf führt der Patient die Arme wieder in die frühere Stellung zurück der Gehülfe erfasst von Neuem dessen Arme, und die Bewegung wird noch 2—3 Mal wiederholt.

Zuweilen erfordert es der krankhafte Zustand, insbesondere in solchen Fällen, wo das Verhältniss der Athmungsbewegungen der beiden seitlichen Brusthälften ein ungleiches ist, wie bei Fehlern des Brustbaues, bei einseitiger Lähmung der Athmungsmuskeln, bei Verwachsungen etc., dass die eine Brusthälfte mehr als die andere zu bethätigen ist, für solche Fälle empfehlen wir, neben den angegebenen Bewegungen,

9. Ungleichseitiges Tiefathmen, *P. a.*

Fig. 21, Taf. V.

Hierbei stemmt der Patient die flache Hand der vorherrschend thätigen Brustseite, möglichst hoch unter die Achselhöhle fassend, kräftig gegen die Rippen an und streckt die andere Hand nach oben, oder legt dabei, wie unsere Figur angiebt, die Hand auf den Kopf. In dieser Stellung vollzieht nun der Patient, in den nöthigen Erholungspausen, 6—9 tiefe und ruhige Athemzüge im Momente des Einathmens kräftig mit dem eingestemmten Arme gegen die Rippen andrückend. In Fällen, wo solches ungleichseitiges Tiefathmen angezeigt ist, kann dasselbe auch den Tag über mehrere Male vollzogen werden.

Was nun **Weitbrüstige** und Emphysematiker betrifft, so würden wir denselben bei Ausführung dieser Vorschrift folgende Abänderungen empfehlen.

Zunächst und vor Allem bei den vorgeschriebenen Athmungsübungen den Accent auf das Ausathmen zu legen, sodann

anstatt Bewegung 6: Kurzsitzende Arm- vorwärts-abwärts Führung, *G. W.*

anstatt Bewegung 7: Oberarm-Vordrehung, *G. W.*

anstatt Bewegung 8: Halb-liegende Arm-Zusammenführung, *G. W.*

vorzunehmen. —

Die kurzsitzende Arm- vorwärts-abwärts Führung ist aus Figur 18 leicht zu ersehen. Der Patient hat zu Anfange der Bewegung die Arme nach oben erhoben, und führt dieselben, unter Widerstand des Gehülfen nach unten. Diese Bewegung ist also der Bewegung 6 gerade entgegengesetzt. Ein Gleiches ist mit der Oberarm-Vordrehung und der halb-liegenden Arm-Zusammenführung der Fall. Bei der ersteren hat der Patient (siehe Fig. 19) zu Anfange der Bewegung den Oberarm so gedreht, dass der Unterarm nach oben steht, und dreht nun den Oberarm, unter Widerstand des Gehülfen, nach vorn; bei der letzteren Bewegung hat der Patient (siehe Fig. 20) die Arme zu Anfange der Bewegung nach den Seiten ausgestreckt, und führt nun, unter Widerstand des Gehülfen, die Arme zusammen.

Wir hoffen, diese kurze Andeutung wird genügen, um Allen

verständlich zu sein, um so mehr, als wir die entgegengesetzten Bewegungen, d. h. diejenigen, welche auf Erweiterung des Brustkastens berechnet sind, ausführlich beschrieben haben, und die Figuren, bei denen sich der Leser im umgekehrten Falle die punktirten Linien als ausgezeichnet, und die ausgezeichnete Figur als punktirte Linien denken wolle, das Fehlende ergänzen.

Nachdem die Bewegungen dieser Verordnung, zwischen denen, vielleicht zwischen Bewegung 6 und 7, im Laufe der Zeit die Brust- und Unterleibs-Klatschung, Bewegung 3, noch ein Mal eingeschoben werden kann, 4 bis 6 Wochen regelmässig durchgeübt sind, kann nun, ohne Nachtheil zu befürchten, zu den Bewegungen der dritten Vorschrift verschritten werden. Brustschwache Personen machen wir jedoch darauf aufmerksam, ja eine gewisse Erkräftigung erst abzuwarten. —

Dritte Vorschrift,

welche auch bei sonstigem Wohlbefinden, bei Formfehlern der Brustwand, bei Engbrüstigkeit, Hühnerbrust etc. sofort in Anwendung gebracht werden kann.

Mit den Abbildungen Tafel VI bis VIII.

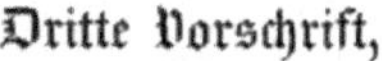

1. Armkreisen, rückwärts, *P. a.*

Fig. 22, Taf. VI.

Bei dieser Bewegung werden beide straff gestreckte Arme in der Richtung nach oben, hinten, unten und so fortgesetzt in einem möglichst weiten und steilen Kreise bewegt. Man achte darauf, dass die Arme dabei dicht beim Kopf, welcher gut aus den Schultern gehoben ist, vorbeigehen, und lasse nach 6—8 Kreisungen, bei denen der Accent auf die Rückwärtsbewegung der Arme zu legen ist, eine Erholungspause mit tiefen Athemzügen eintreten.

2. Ellebogen-Rückführung, *P. a.*

Fig. 23, Taf. VI.

Hierbei werden beide Hände fest auf die Hüften eingestemmt, und die Ellebogen soweit als möglich nach hinten einander genähert. Bei dieser Bewegung, welche auch von einem Gehülfen am Patienten ausgeführt werden kann, halte man den Rücken vollkommen gestreckt und achte darauf, dass der Accent der Bewegung auf dem Zurücknehmen der Ellebogen liegt, und dieses jedes Mal mit dem Einathmen zusammentreffe.

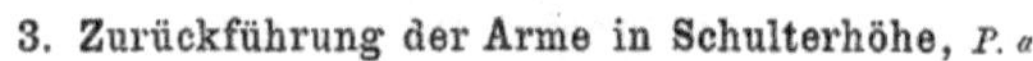

3. Zurückführung der Arme in Schulterhöhe, *P. a.*

Fig. 24, Taf. VI.

Die nach vorn ausgestreckten Arme werden kräftig in Schulterhöhe so weit als möglich nach hinten geschlagen. In dieser Stellung verweilt der Patient und vollzieht 3—4 tiefe Athemzüge, worauf dieselbe Bewegung noch 3—4 Mal vorzunehmen ist.

4. Halb- oder reitsitzende Oberkörper- rechts- und links-Vordrehung, *P. W.*

Fig. 25, Taf. VI.

Der Patient hat in halb- oder reitsitzender Stellung die Arme entweder, wie die Abbildung zeigt, an den Hinterkopf angelegt, oder seitwärts in Schulterhöhe erhoben. Während nun der hinter ihm stehende Gehülfe die Arme des Patienten im ersteren Falle an den Ellebogen, in dem letzteren Falle, bei klafternden Armen, im Handgelenk erfasst, und zunächst die eine Körperhälfte des Patienten dadurch vordreht, dass er den einen Arm ausstreckt, dagegen den andern Arm an sich anzieht, setzt der Patient dieser Bewegung Widerstand entgegen, ebenso auch, wenn der Gehülfe hierauf die andere Leibesseite vordreht.

Diese drehende Bewegung ist von Seiten des Gehülfen dreimal nach jeder Seite in der Weise auszuführen, dass die Drehung nach rechts und links in einander übergeht und nicht ruckweise erfolgt. Der Patient hat darauf zu achten, dass er während der Bewegung die Arme in der angegebenen Ausgangsstellung erhält, und in den Zwischenpausen tief Athem holt.

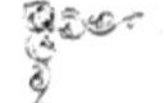

5. Klafterstehende Brust- und Rückenklatschung, *P. p.*

Fig. 26, Taf. VI.

Zur Ausführung dieser Bewegung hat der Patient bei klafternden Armen die aufrechtstehenden Stangen der Turnbank oder das Thürgerüst einer offenstehenden Thür erfasst. In dieser Stellung applicirt nun der vor ihm stehende Gehülfe die Rücken- und Brustklatschung, d. h. derselbe greift unter den klafternden Armen des Patienten durch, und lässt die im Handgelenk lose gehaltenen Hände am Rücken des Patienten beginnend und dem Verlaufe der Rippen bis zu dem Brustbeine folgend, darauf wieder rückwärts gehend und so fortgesetzt, an den Oberkörper des Patienten elastisch anprallen. Ist dies geschehen und sind alle Theile des Brustkastens in dieser Weise wiederholt berührt worden, so tritt eine Erholungspause ein, in welcher der Patient dem sich einstellenden Triebe tief Athem zu holen nachzukommen hat, worauf die ganze Manipulation noch 2—3 Mal zu wiederholen ist.

6. Halb- oder reitsitzende Seitenbeugung, *P. W.*

Fig. 27, Taf. VII.

Der Patient sitzt bei befestigten Füssen in gewöhnlicher oder reitender Stellung auf der Turnbank oder auf einem Sessel und hat die Arme nach oben ausgestreckt. Der Gehülfe steht hinter ihm und hat die Arme des Patienten im Handgelenk erfasst.

Während nun der Patient den Oberkörper gut aus den Hüften herausnimmt d. h. gerade sitzt und sich insbesondere nicht nach vorn krümmt, beugt der Gehülfe den Oberkörper des Patienten langsam nach rechts und hierauf eben so langsam nach links, welcher Bewegung der Patient Widerstand entgegensetzt. Hierauf wird die Bewegung zunächst mit der Beugung nach links begonnen und so fortgesetzt abwechselnd 4—6 Mal unter Einhaltung der nöthigen Erholungspausen und gleichmässigen Athemzügen wiederholt.

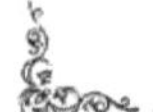

7. Stern- oder auch klafter-stehende Hüftrollung, *P. p.*

Fig. 28, Taf. VII.

An der Querseite der Turnbank, oder in einer offenen Thüre stehend hat der Patient, je nachdem die Querstange, wie unsere Abbildung es zeigt, in Reichhöhe, oder auch die senkrechten Stangen, beziehentlich das Thürgerüste, mit klafternden Armen erfasst. Der hinter ihm stehende Gehülfe legt hierauf beide Hände an das Becken des Patienten an und führt, die Hüftkrämme desselben erfassend, während der Patient mit den Händen den Oberkörper in aufrechter Stellung zu erhalten sucht, das Becken desselben 4—6 Mal im Kreise nach rechts und eben so viele Male im Kreise nach links herum, wobei der Accent hauptsächlich auf die Kreisbewegung nach vorn zu legen ist. Diese Stellung ist in kurzen Pausen 3—4 Mal zu wiederholen.

8. Sitzende Arm- aufwärts-Führung, *P. W.*

Fig. 29, Taf. VII.

In sitzender, aufrechter Stellung hat der Patient beide Arme nach der Seite erhoben. Der hinter ihm stehende Gehülfe hat dieselben erfasst und führt dieselben unter Widerstand von Seiten des Patienten in die Streckstellung nach oben. In dieser Stellung vollzieht der Patient 3—4 tiefe Athemzüge und geht darauf activ in die Ausgangsstellung zurück um dieselbe Bewegung unter Assistenz der Gehülfen noch 3—4 Mal vorzunehmen.

9. Armstreckung nach der Seite, *P. W.*

Fig. 30, Taf. VIII.

Der Patient hat in aufrechter Stellung die Unterarme gegen die Oberarme in der Weise gebogen, dass erstere soweit als möglich nach aussen liegen. Die beiden hinter ihm stehenden Gehülfen haben die inneren Hände auf die Schultern des Patienten aufgelegt, mit den freien Händen dagegen die Arme desselben im Handgelenk

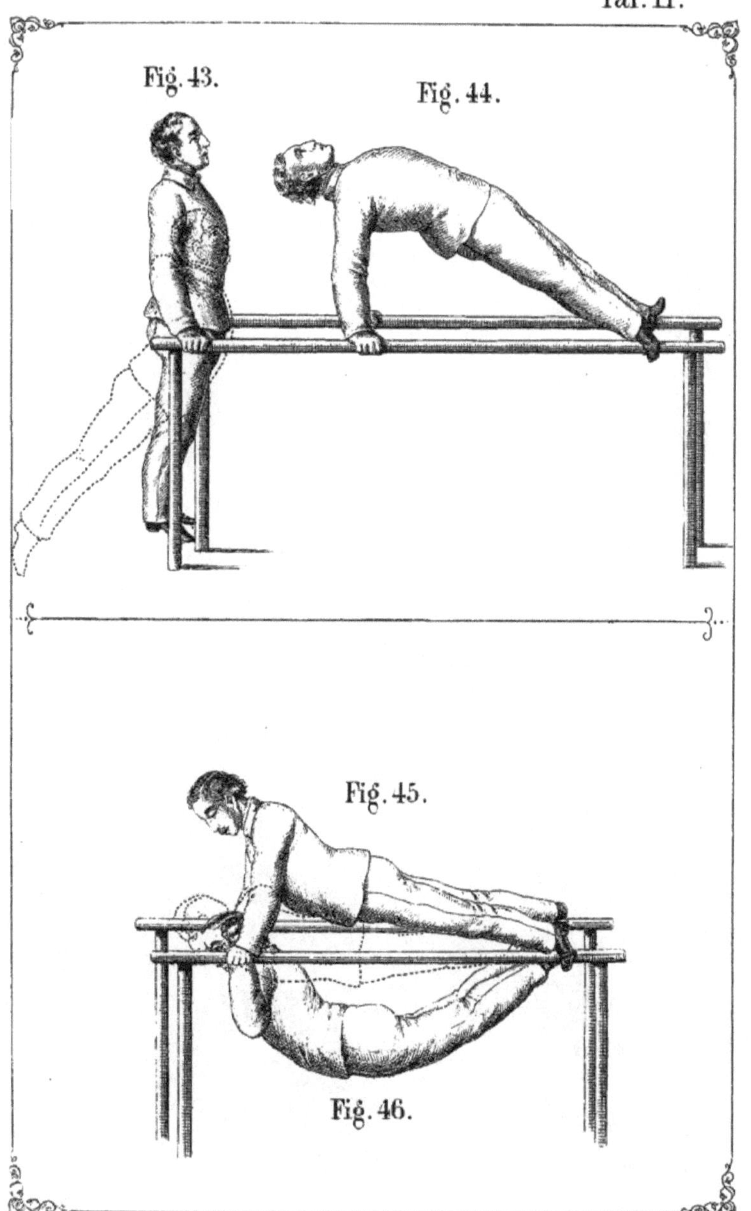
Fig. 43.
Fig. 44.
Fig. 45.
Fig. 46.

erfasst. Während nun die Gehülfen die Arme des Patienten nach aussen strecken, leistet derselbe Widerstand. Ist die Streckung erfolgt, so vollzieht der Patient in dieser Stellung 3 — 4 tiefe Athemzüge, zieht darauf die Arme wieder in die gebeugte Stellung zurück, um diese Bewegung von Neuem vorzunehmen und 2 — 3 Mal zu wiederholen.

10. Stern- oder klafter-stehende Brustspannung, *P. p.*

Fig. 31, Taf. VIII.

An der Querseite der Turnbank, oder in einer offenen Thüre stehend hat der Patient im erstern Falle die Stange in Reichhöhe, im letzteren Falle das Thürgerüst mit klafternden Armen erfasst. Der hinter ihm stehende Gehülfe legt hierauf beide Hände flach auf die Schulterblätter des Patienten an und drückt, während der Patient mit den Füssen fest stehen bleibt, die Brust des Patienten zwischen den Armen durch nach vorn. In dieser Stellung verweilt nun, unter fortgesetztem Druck von Seiten des Gehülfen und unter tiefen Athemzügen der Patient einige Zeit und geht hierauf in die Ausgangsstellung zurück um die Brustspannung mit dem Tiefathmen noch 2 — 3 Mal vorzunehmen.

11. Stemmliegende Arm-Beugung und Streckung, *P. a.*

Fig. 32, Taf. VIII.

An dem unter dem Namen „Barren“ allgemein bekannten Turngeräthe oder auf der Kante eines Sessels stemmt der Patient beide Arme auf, und geht mit den Füssen, fortgesetzt den Stütz mit den Armen behaltend, so weit als möglich zurück. In dieser Stellung beugt nun der Patient beide Arme, wodurch die Brust den Händen sich nähert, verweilt kurze Zeit in dieser Lage, und streckt darauf wiederum die Arme um die Armbeugung und das Vordrücken der Brust, worauf es hier hauptsächlich ankommt, noch 2 — 3 Mal zu wiederholen.

12. Schwingen im Stütz, *P. a.*

Fig. 33, Taf. VIII.

Im Barren, oder zwischen zwei auf Brustweite einander genäherten Tischen hat der Patient die völlig gestreckten Arme aufgestemmt und hält so den Körper im Stütz. In dieser Stellung schwingt nun derselbe den in allen Theilen gestreckten Körper, den Accent besonders auf das Vorwärtsschwingen legend, wobei auch die Brust gut durchzudrücken ist, perpenticulär vor und zurück. Ist dies 6—8 Mal hin und her geschehen, so tritt eine Erholungspause ein, um mit erneuter Kraft dieses Stützschwingen noch 2—3 Mal zu wiederholen.

Diese 12 Bewegungen der dritten Verordnung sind nun ebenfalls 4—6 Wochen in der angegebenen Weise und unter Beobachtung der oben angegebenen Regeln auszuführen, hierauf jedoch, vorausgesetzt, dass insbesondere die Bewegungen 11 und 12 gelingen mit den Bewegungen der folgenden Verordnung zu vertauschen.

Ehe wir jedoch zu dieser verschreiten, haben wir noch die Abänderungen zu erwähnen, die sich bei einzelnen Bewegungen der vorstehenden Verordnung für **Weitbrüstige** und **Emphysematiker** nothwendig machen, und empfehlen solchen:

anstatt Bewegung 1: Armkreisen vorwärts, *P. a.*
„ „ 2: Ellebogen-Vorführung, *P. a.*
„ „ 3: Zusammenführung der Arme in Schulterhöhe, *P. a.*
anstatt bei Beweg. 4: (Patient Widerstand) — Gehülfe Widerstand, ebenso bei Bewegung 6.
anstatt Bewegung 8: Strecksitzende Arm- abwärts Führung, *G. W.*
„ „ 9: Arm-Beugung aus Klafterstellung, *G. W.*, und

anstatt Bewegung 10: Rückenspannung, *G. W.*, sämmtlich bei tiefer Exspiration, während Bewegung 11 ganz wegzulassen und bei Bewegung 12 der Accent auf das Rückschwingen zu legen ist.

Da diese Bewegungen gerade die entgegengesetzte Ausführungsweise der in vorliegender Verordnung von uns beschriebenen Bewegungen erheischen und dieselben, wie schon nach der ersten Verordnung von uns erwähnt, aus den Figuren, sobald man die punktirten Linien mit den ausgezeichneten vertauscht, zu ersehen sind, so halten wir es nicht für nothwendig, diese Abänderungen hier ausführlicher zu beschreiben, und bemerken nur, dass bei der Rückenspannung der Patient dieselbe Stellung wie bei der Brustspannung einnimmt, jedoch nicht von dem Gehülfen vorgedrückt wird, sondern selbst den Oberkörper zurückdrückt, welcher Bewegung der Gehülfe Widerstand entgegensetzt. Eine sehr schöne und kräftig einwirkende Bewegung bei Emphysematikern, welche an die Stelle der ausfallenden Bewegung 11 gesetzt werden kann, ist

Sternstehende Arm- schräg- vorwärts- abwärts Führung, *G. W.*

Der Patient hat in aufrechter Stellung beide Arme schräg nach oben und aussen ausgestreckt. Zwei hinter dem Patienten stehende Gehülfen haben die inneren Hände auf die Schultern des Patienten aufgelegt, mit den äusseren Händen dagegen die empor gestreckten Arme des Patienten erfasst und leisten nun, während der Patient bei langgehaltener und tiefer Exspiration (Ausathmung) beide Arme nach vorn und innen führt, so dass dieselben sich bei beendeter Bewegung auf Brust und Unterleib kreuzen, Widerstand. Diese Bewegung ist ebenfalls 3—4 Mal zu wiederholen.

Vierte Vorschrift.

Mit den Abbildungen Tafel IX bis XII.

1. Arm-Beugung und Streckung hinter dem Leibe, *P. a.*

Fig. 34, Taf. IX.

Bei dieser Bewegung werden die Hände bei vollkommen gestrecktem Rücken und nach vorn gedrückter Brust so wie bei mässig gebogenen Armen auf der Rückseite des Körpers fest geschlossen. Hierauf werden die Arme bei festgehaltenen Händen bis zum vollständigen Durchdrücken der Ellbogen gestreckt. Ist dies geschehen, so verweilt der Patient in dieser Stellung, vollzieht 3—4 tiefe Athemzüge und beugt die Arme wiederum, um diese Bewegung von Neuem zu vollführen und 2—3 Mal zu wiederholen.

2. Armschlagen nach schräg unten und hinten, *P. a.*

Fig. 35, Taf. IX.

Der Patient kreuzt die Arme auf der Brust und schlägt darauf die Brust gut herausdrückend, beide Arme kräftig nach schräg unten und hinten, dabei kräftig und tief Athem holend.

3. Stabüberheben rück- und vorwärts, *P. a.*

Fig. 36, Taf. IX.

Hierzu gehört ein abgerundeter Stab, der mindestens eine solche Länge haben muss, dass er der damit arbeitenden Person vom Boden bis in die Achselhöhle reicht. Der Patient erfasst denselben nahe an beiden Enden, die Handrücken nach oben gerichtet, hebt den Stab mit gestreckten Armen bis über den Kopf und lässt darauf, den Stab festhaltend, die Arme nach hinten herabsinken, so dass der Stab jetzt den Körper des Patienten von der hintern, wie vorher von der vordern Seite berührt. — Hat der Patient in dieser Stellung einige kräftige Athemzüge vollzogen, so hebt derselbe die Arme und mit ihnen den Stab nach hinten in die Höhe, bringt denselben über den Kopf und wiederum nach vorn, um dieselbe Bewegung noch 4—6 Mal zu wiederholen.

4. Wechselarmiges Arm-Strecken und Beugen nach vorn, *P.* und *G. W.*

Fig. 37, Taf. IX.

Der Patient und Gehülfe stehen sich einander gegenüber und haben beide den rechten Arm nach vorn ausgestreckt, um mit diesem an den gebogenen linken Arm des Gegners anzustemmen. Während nun beide gleichzeitig den linken Arm langsam nach vorn ausstrecken, setzt der Gehülfe dem Patienten und der Patient dem Gehülfen Widerstand entgegen. — Ist die Streckung des linken Armes unter Widerstand von Seiten des Gegners erfolgt, so wird hierauf der dadurch gebogene rechte Arm gestreckt und so diese Bewegung abwechselnd rechts und links 6—8 Mal fortgesetzt.

5. Armstreckung nach oben, *P. W.*

Fig. 38, Taf. IX.

Der Patient sitzt oder liegt mit etwas erhöhtem Oberkörper und hat bei auswärtsgewendeten Ellebogen die Unterarme gegen die Oberarme gebeugt. Der im ersteren Falle hinter ihm stehende, in letzterem Falle zu seinem Kopfe stehende Gehülfe hat die Arme des Patienten erfasst, und streckt langsam und gemessen, unter

Widerstand des Patienten, die Arme desselben nach oben. Ist dies geschehen, so vollzieht der Patient einige kräftige Athemzüge und beugt die Arme, um die Bewegung von Neuem vorzunehmen, und darauf 2—3 Mal zu wiederholen.

6. Klafterstehende Brustklatschung und Brustspannung, *P. p.*

Bei dieser Bewegung sind zwei Bewegungen der vorhergehenden Verordnung und zwar Bewegung 5 und 10 vereinigt. — Nachdem die Brust- und Rückenklatschung, wie S. 95 beschrieben, vollzogen ist, greift der Gehülfe noch einmal unter den Armen des Patienten durch, legt beide Hände flach auf dessen Schulterblätter an und zieht den Oberkörper des Patienten langsam und gemessen nach vorn (Brustspannung). — Ist dies geschehen, so vollzieht der Patient, wie bei Bewegung 10 der vorigen Verordnung, wo der Gehülfe hinter dem Patient stehend die Brustspannung ausführte, einige tiefe Athemzüge, geht darauf in die Ausgangsstellung zurück, worauf der Gehülfe die Brustspannung noch einmal vornimmt. — Beide Bewegungen sind 2—3 Mal zu wiederholen.

7. Freistehende Arm-Rückführung und Vorfällung, *G. W.*

Fig. 39, Taf. X.

Der hinter dem Patienten stehende Gehülfe hat dessen herabhängende Arme im Handgelenk erfasst. Während nun der Gehülfe die Arme des Patienten nach hinten zieht und hinter dem Leibe des Letztern zusammenführt, legt der Patient, Brust und Kreuz gut durchdrückend, den Oberkörper unter regelmässigen und langsamen Athemzügen nach vorn. Hat der Patient einige Zeit in dieser Stellung verweilt, so zieht der Gehülfe denselben in die aufrechte Stellung zurück, um nach eingetretenen Erholungspausen die Arm-Rückführung und Vorfällung noch 2—3 Mal vorzunehmen.

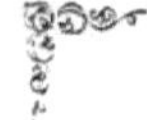

8. Arm-Rückführung in Schulterhöhe, *P. W.*

Fig. 40, Taf. X.

Diese Bewegung wird im Stehen am besten unter Assistenz von zwei Gehülfen ausgeführt. — Der Patient hat beide Arme gestreckt nach vorn erhoben. Die hinter und neben ihm stehenden Gehülfen haben je eine Hand auf die Schulter des Patienten gelegt, mit der andern dagegen dessen Hände erfasst. Ist dies geschehen, so führen beide Gehülfen gleichmässig die Arme des Patienten auseinander und so weit als möglich nach hinten, welcher Bewegung der Patient Widerstand entgegensetzt. — Nach einigen kräftigen Athemzügen bringt der Patient die Arme wiederum in die Ausgangsstellung zurück, und die Armrückführung wird unter Widerstand des Patienten von Neuem vorgenommen und 2—3 Mal wiederholt.

9. Arm-Rückwärts-Rollung, *P. W.*

Fig. 41, Taf. X.

Bei dieser Bewegung, welche auch gleichzeitig unter Mithülfe zweier Gehülfen an beiden Armen des Patienten vorgenommen werden kann, haben die Gehülfen die klafternden Arme des Patienten mit einer Hand erfasst und die freien Hände an die Schulterblätter desselben angelegt. Während nun die Gehülfen die Arme des Patienten im Kreise nach oben, hinten, unten und vorn führen, wobei der Accent auf die Rückführung zu legen ist, und die Gehülfen gleichzeitig einen gelinden Druck auf das Schulterblatt auszuüben haben, leistet der Patient Widerstand. — Diese Rollung ist 9 bis 12 Mal zu wiederholen.

10. Gegenstehende Arm-Beugung, *P. W.*

Fig. 42, Taf. X.

Der Patient hat entweder die in Brusthöhe gestellte Querstange der Turnbank erfasst, oder beide Arme an irgend einen

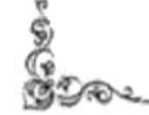

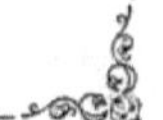

hohen Gegenstand, einen Schrank etc. angestemmt. Der hinter ihm stehende Gehülfe hat beide Hände auf dessen Schultern angelegt und drückt den Oberkörper des Patienten, welcher die Ellebogen nach Aussen gehen lässt und die Arme beugt, dabei jedoch Widerstand leistet, nach vorn. Ist dies geschehen, so bringt der Patient durch Streckung der Arme den Oberkörper wiederum in die Ausgangsstellung zurück und die Bewegung wird noch 3 bis 4 Mal wiederholt.

11. Arm-Beugung und Streckung im Stütz, *P. a.*

Fig. 43, Taf. XI.

Diese Bewegung, welche schon einige Kraft der Brust- und Armmuskeln, die wir jedoch bei Vornahme der vierten Verordnung voraussetzen dürfen, erfordert, ist in folgender Weise vorzunehmen. Der Patient hat im Barren, oder zwischen zwei auf Brustweite zusammengerückten Tischen, Armstütz, wie wir denselben in der vorigen Verordnung beschrieben, genommen, und beugt nun, die Arme einknickend und den ganzen Körper nach unten senkend, beide Arme. Ist dies geschehen, so streckt derselbe die Arme wieder, holt einige Male frei Athem, geht wiederum in die Arm-Beugung zurück und so wird die Armbeugung und Streckung fortgesetzt 3—4 Mal vorgenommen. Hierbei ist dem Patienten zu rathen, im Anfange die Armbeugung nicht zu tief zu machen, da die darauf folgende Armstreckung um so schwerer wird, mit der Zeit kann diese Bewegung jedoch so tief vorgenommen werden, dass man mit dem Kinn oder dem Munde die Hand berührt.

12. Rückenstrecklage im Armstütz, *P. a.*

Fig. 44, Taf. XI.

Im Barren oder auch auf ebener Erde nimmt der Patient Armstütz und streckt die Beine nach vorn aus, dabei gleichzeitig das Hauptmoment dieser Bewegung, das Herausheben der Brust und

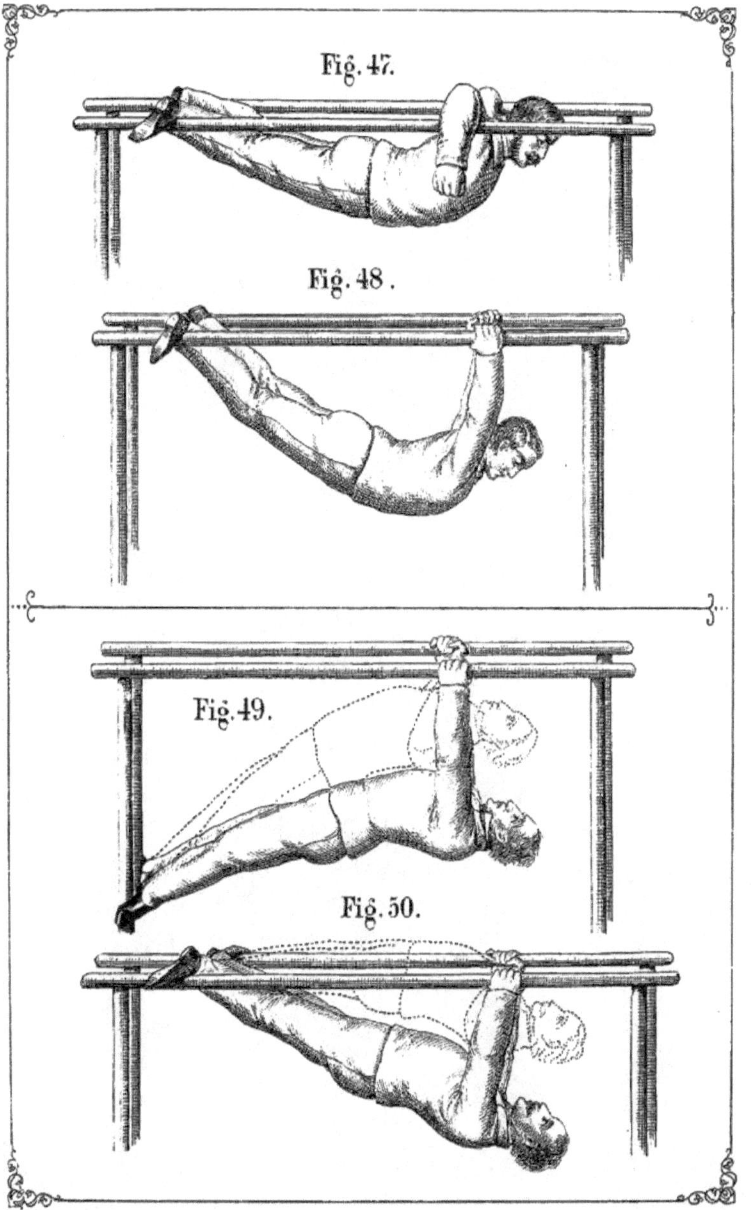
Fig. 47.
Fig. 48.
Fig. 49.
Fig. 50.

das Hohlmachen des Rückens beachtend. In dieser Stellung verweilt der Patient einige Zeit und nimmt nach den nöthigen Erholungspausen dieselbe Stellung noch 2—3 Mal ein.

13. Arm-Beugen und Strecken im Liegestütz, *P. a.*

Fig. 45, Taf. XI.

Zu dieser Bewegung, welche ebenfalls auf ebenem Boden ausgeführt werden kann, hat der Patient zunächst eine der vorigen Stellung gerade entgegensetzte Lage einzunehmen. Derselbe streckt im Armstütz die Beine nach hinten aus und beugt bei nach aussen gewendeten Ellebogen, die Schwere des Körpers mit den Händen und den innern Fusskanten tragend, die Arme, so dass der Oberkörper, wird diese Bewegung auf den Dielen eines Zimmers ausgeführt, ziemlich den Boden berührt. In dieser Lage verweilt der Patient einige Zeit, streckt darauf die Arme, um die Bewegung von Neuem vorzunehmen, und so 3 bis 4 Mal zu wiederholen.

14. Bogenschwebehang am Barren, *P. a.*

Fig. 46, Taf. XI.

Zur Ausführung dieser Bewegung, welche nur an einem Barren vorgenommen werden kann, hat der Patient die bei der vorigen Bewegung beschriebene Ausgangsstellung, die wir mit dem Namen Liegestütz bezeichneten (siehe Fig. 45), einzunehmen. Ist dies geschehen, so beugt der Patient ebenfalls beide Arme, drückt aber dabei die Ellebogen nach innen und unten, hält sich gleichzeitig mit den Händen und den auswärtsgewandten Füssen fest und kommt in die durch Fig. 46 veranschaulichte Lage, Bogenschwebehang genannt, in welcher derselbe das Kreuz gut durchzudrücken und einige Zeit zu verweilen hat. — Da es nicht so leicht ist, und einige Uebung erfordert, aus diesem Hange wiederum in den Liegestütz zurückzugehen, so wird der Patient bei eintretender

Ermüdung gut thun, ein Bein zu lösen, mit demselben auf den Boden aufzutreten und auf diese Weise den Oberkörper in die aufrechte Stellung zu bringen.

15. Brustweitungshang an den Armen, *P. a.*

Fig. 47, Taf. XII.

Um in die hierbei einzunehmende Lage zu gelangen, legt der Patient die innere Seite der Ellebogengelenke auf die Holme des Barrens, hebt zunächst ein Bein und darauf das andere zum Fusshang an den Holmen nach hinten in die Höhe, wodurch gleichzeitig der Hang an den Armen im Ellebogengelenk nothwendig wird, und drückt hierauf Brust und Kreuz gut nach unten durch. Das Zurückgehen in die aufrechte Stellung geschieht in derselben Weise, als in welcher man in diese Lage gekommen.

16. Brustweitungshang an den Händen, *P. a.*

Fig 48, Taf. XII.

Hierbei tritt der Patient in den Barren, beugt die Kniee und erfasst die Holme von aussen und unten (siehe Fig. *a*). Ist dies geschehen, so hebt er den Unterkörper nach vorn in die Höhe, führt denselben rücklings zwischen den Armen durch (siehe Fig. *b*) und streckt denselben, die Brust und das Kreuz gut durchdrückend und mit den Füssen an den Holmen festhaltend, nach hinten aus. — Will der Patient, nachdem derselbe einige Zeit in dieser Lage verweilte, wieder in die aufrechte Stellung zurückgehen, so krümmt er den Rücken, zieht den Unterkörper wieder nach vorn zwischen den Armen durch, und kommt so wieder in die bei Beginn dieser Uebung angenommene Stellung. —

Wir sind überzeugt, und die Erfahrung hat uns dies vielfach bestätigt, dass bei genauer und gewissenhafter Ausführung dieser in den vorstehenden vier Verordnungen angegebenen Bewegungen, die allermeisten Brustbeschwerden sicher zu heben sind. — Weitbrüstigen und Enphysematikern möchten bezüglich der vierten Vorschrift noch folgende Abänderungen zu empfehlen sein:

anstatt Bewegung 1: Armbeugung und Streckung vor dem Leibe, *P. a.*
„ „ 2: Armkreuzen auf der Brust, *P. a.*
„ „ 5: Ober- und Unterarm-Beugung aus Streckstellung, *G. W.*
„ „ 6: Brustklatschung und Rückenspannung, *P. p.*
„ „ 8: Arm-Vorführung in Schulterhöhe, *G. W.*
„ „ 9: Arm-Vorwärts-Rollung, *G. W.*
„ „ 10: Gegenstehende Armstreckung, *G. W.*

sämmtlich bei tiefer Expiration, während die Bewegungen 3, 7 und 11—16 ganz weg zu lassen, und mit den durch **Fig. 49** und **50** veranschaulichten Bewegungen zu vertauschen sein dürften.

Sollte der Patient nach Durchübung der im Vorstehenden verordneten Bewegungen, von denen die schweren Barrenübungen nur für wirklich Erstarkte berechnet sind, das Bedürfniss fühlen, die heilgymnastische Cur noch fortzusetzen, so beliebe derselbe aus der Verordnung 2—4 eine beliebige Auswahl zu treffen, wobei diejenigen Bewegungen vorzuziehen sind, die ihm am meisten zusagen; sein fortgesetztes Wohlbefinden wird ihm reichlich Ersatz dafür bieten. —

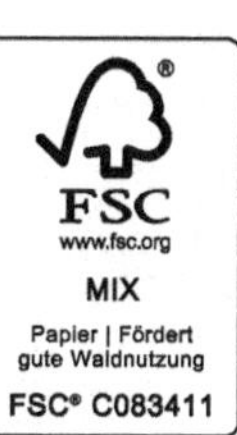

Zeitfracht Medien GmbH
Ferdinand-Jühlke-Straße 7
99095 Erfurt, Deutschland
produktsicherheit@kolibri360.de